Colección Medicinas Blandas

Miraguano Ediciones

Toty de Naverán

LOS SUSURROS DEL VIENTO

風的低語

La Enfermedad Autoinmune en Medicina China

Diseño de cubierta: Equipo Miraguano

Diseño y realización de los gráficos del texto: Marina Roca Die
(marinarocadie@gmail.com)

© 2025 Toty de Naverán Arriero
© 2025 Miraguano S. A. Ediciones
   Hermosilla 104. 28009 Madrid. España
   Telf.: 914014645
   miraguano@miraguano-sa.es
   www.miraguano-sa.es
   ISBN: 978-84-7813-520-2
   Depósito Legal: M-9434-2025
   Imprime: Nemac Comunicación, S. L.

DEDICATORIAS

Carmen, que me inmuniza frente al abandono.
A mis pacientes, que *navegan* en mis sueños de salud.
A **Ernesto Gorostegui**, por los queridos *viejos tiempos*
y en la esperanza de futuros.
A **mis alumnos**, que hacen *florecer* mis enseñanzas.
A **mi Maestro**, que me sugirió contribuir al *riesgo heterodoxo*.
Al **Clan Miraguano**, que continúan estando.
A **todos los Corsarios**, cuyos bajeles no se dejan desorientar.
A la Bondad, compositora de ensueños.
A **la Fuerza**, sea cual sea su Nombre, por mantenerme alerta y disponible.

Oscar... reencontrado en el *exilio*.

"Cuando uno teclea en la soledad de un escritorio, junto a una taza de café, es imposible imaginar que con unas palabras escritas sobre un fondo blanco se pueda volar tanto" (Javier Castillo)

PRÓLOGO

UNA de las mejores peticiones que he recibido en los últimos meses ha sido la de prologar este libro de Toty de Naverán cuya amistad nos une desde hace muchos años. Y lo hago, sabiendo que la presente obra va a ser, con toda seguridad, una buena referencia para muchos a los que nos atrae la Medicina Tradicional China y sus diferentes métodos de acción, entre otras cosas, porque nos gusta tratar a la persona como tal; es decir, como un "todo", donde cada una de las partes que lo componen (tanto visibles como no visibles), forman parte de este universo en miniatura, que es el ser humano.

Conocí a Toty hace ya muchos años, cuando yo ejercía la dirección del Máster Propio en Acupuntura que se impartía, para licenciados en Medicina, en la Universidad Complutense de Madrid. Desde el primer momento aprecié, por una parte, su entrega y fascinación, tanto a la docencia teórica y práctica, como también su empatía con los alumnos (todos ellos médicos de diferentes, especialidades, dedicaciones y experiencias), haciendo incluso pequeños grupos de trabajo y estudio con los alumnos, para profundizar más en dichos campos, en esta forma de entender, como ya he dicho, a la persona.

Reconozco que siempre fui, al igual que lo es Toty, una persona interesada en hacer confluir los diferentes tipos de fisiologías desde las que ha sido visto el ser humano a lo largo de los diferentes siglos y edades de la historia; y, en particular, la confluencia de la fisiología y fisiopatología Tradicional China, con la fisiología y fisiopatología de nuestra Medicina Occidental. Aunque vivimos en el siglo de la "Evidencia Científica", sobre todo de tipo cuantitativo, considero que hay aspectos del ser humano que deberían de investigarse de otra manera, porque, aunque no lleguen a arrojar hoy en día una clara evidencia, desde los postulados occidentales, no pueden negarse sus efectos clínicos en diversas patologías cosa que debería hacernos reflexionar a los médicos y demás profesionales de la salud y no abandonarlas a su suerte consiguiendo, de esa manera, que acaben en manos de personas sin una adecuada formación de calidad para su aplicación.

En esta obra, "Los Susurros del Viento. La Enfermedad Autoinmune en Medicina China", Toty, tras realizar una exhaustiva puesta al día de la inmunidad y autoinmunidad según "Teoría Occidental", va realizando un análisis pormenorizado sobre cómo es concebida la energía según la Fisiología y Fisiopatología Chinas y cómo esta energía puede atacar o defender al organismo, cosa que parece estar en bastante consonancia con los postulados occidentales. Para que una u otra respuesta inmunitaria y auto inmunitaria se produzcan, hace falta en el organismo un estado ambiental y emocional adecuado; cosa que ambas concepciones del ser vivo lo contempla.

Desde hace mucho tiempo estuve convencido de que tanto la acupuntura como también las demás técnicas de la Medicina Tradicional China tenían un efecto, no sólo en el campo del dolor y de algunos desórdenes psíquicos (ansiedad, depresión, insomnio etc.), que es dónde tal vez más se aplican en la actualidad, sino también en el tratamiento y prevención de ciertas enfermedades más severas (cáncer, autoinmunes, neurológicas, degenerativas, infecciosas…). Modulando el sistema inmune, tanto celular como humoral, desde las premisas de la medicina china podrían brindarse al paciente mejorías significativas.

A través de esta obra, Toty nos arroja luz sobre el porqué de ello facilitando, de esa manera, que estos métodos puedan seguir siendo de actualidad y supongan una herramienta diagnóstica y, sobre todo terapéutica, para los profesionales de la salud interesados en ello. Recomiendo su lectura a todos, sin excepción y, sobre todo, a los interesados en estos tipos de tratamiento, además, de en el afán de hacer confluir ambos tipos de medicinas que nunca deberían considerarse adversarias sino aliadas en pos de la salud.

Dr. Enrique Varela Donoso
Médico especialista en Medicina Física y Rehabilitación y en Medicina de la Educación Física y el Deporte.
Profesor del Grado en Fisioterapia en la Universidad Complutense (Madrid).
Máster Propio en Acupuntura y Moxibustión, diagnóstico y tratamiento por la Universidad Complutense.

OBERTURA

"Los hispanos son guerreros y muy valientes, pero con un gran defecto: cuando no tienen un enemigo externo contra el cual luchar ocupan su tiempo en pelearse entre ellos" (Pompeyo Trogo, historiador galo)

AMANTES de los mitos somos. Devotos nos mostramos ante ellos porque el *mithos* nos invita a soñar mientras que el *logos* nos *secuestra* en la materia. Nuestra perseverancia nos induce a comenzar un nuevo libro, noveno de esta personalísima *saga* de medicina china, recordando los orígenes míticos del **fratricidio**.

Podría pensarse que nada tienen que ver fratricidio y enfermedad autoinmune pero, a lo largo de estas páginas que principian en Otoño, iremos reconociendo sus íntimas relaciones y sus innegables vínculos.

Mito proviene de la palabra griega *mythos* que es el sustantivo del verbo *mytheomai* ('hablar–conversar') y, por extensión, 'contar'. En este contexto, *mythos* define tanto al 'habla' como al 'cuento'. Cuando se ciñe a este último no se trata de un texto sino de un relato oral. Los artistas de este tipo de relatos eran los poetas. La 'verdad', en griego *aletheia*, es 'aquello que no cae en el olvido' (*a*–'negación' y *lethe* 'olvido'). La única manera capaz de asegurar el 'recuerdo' de épocas pretéritas es la 'memoria'. **Mnēmosýnē** o **Mnēmea** (del griego μνήμη *mnémē*, 'memoria') es la madre de las Musas que inspiran al poeta. Por lo tanto, para no olvidar hay que narrar las hazañas convirtiéndolas en poesía porque **mito y poesía son inseparables**. Como dijera **Byung–Chul Han** *"Las narraciones crean lazos. De ellas nace lo que conecta y vincula. Sólo la narración es la que nos eleva y nos une a través de una historia común de experiencias transmisibles que hacen significativo el transcurso del tiempo, aportando un poder transformador; es la única que puede congregarnos alrededor del fuego para darnos sentido".*

Mnēmosýnē también era el nombre de un río del Hades opuesto al Leteo (río del olvido) del que bebían las almas de los muertos para olvidar sus vidas anteriores antes de reencarnarse. No así los 'iniciados' que, al morir, podían refrescarse en las aguas del Mnemósyne. **Mnemea** (Memoria), como musa antigua, formaba tríada junto a **Meletea** (Práctica) y **Aedea** (Canción), veneradas en un culto de Apolo.

El **olvido** no es la única fragilidad de la memoria. Existen **recuerdos distorsionados** que, a diferencia del olvido, desdibujan la veracidad de los hechos pretéritos obedeciendo a procesos constructivos que conforman el pasado como un relato coherente. Citando a **Gabriel García Márquez** *"la vida no es la que uno vivió, sino la que uno recuerda y cómo la recuerda para contarla"*. Los errores de la memoria son adaptativos porque contribuyen a obviar los detalles insignificantes manteniendo lo esencial. **Mnēmosýnē encarna al rapsoda** que *enhebra* los versos para que, en todo tiempo y lugar, las metáforas abriguen vivencias sin desfigurar su recuerdo.

En la **Poética de Aristóteles** se describe la estrecha relación de la poesía con el mito y el ritual. **El Homo Sapiens pertenece a una especie simbólica** en donde los mitos y los rituales consolidan los vínculos que unen a los individuos que los cuentan y los practican. Las relaciones entre poesía y mito suponen el inicio de un viaje atemporal que recrea acontecimientos.

"Mito" y "argumento" comparten igual vocablo (μῦθοι *mûthoi*) y ambos son universales. Ajenos a los criterios de veracidad relatan una historia, un argumento indiferente. Como el mito, la poesía según Machado *"es siempre incorregible"* porque emplea la magia metafórica y metonímica. Narran historias concretas y, a la vez, colectivas. Puesto que **ningún mito puede ser verificable** puede llegarse a pensar que son contrarios a la razón. Para **Platón**, la razón y el discurso lógico (el *logos*) pueden expresarse como *mythos* o lo que es lo mismo, el *logos* muchas veces es puro *mythos*.

Nos preguntamos cómo explicar el mítico **imaginario colectivo** de todo un pueblo, el griego, capaz de desarrollar la historia, la filosofía, las ciencias y el arte. No nos parece fantasía ilógica su trayectoria.

Desde el **siglo XIX** se distinguen **cuatro sistemas interpretativos de los mitos**:

• El mito sería la enfermedad del pensamiento en su deriva irracional.
• El mito se considera regido por los esquemas de una mentalidad primitiva. Un mito siempre se referiría a un ritual o a un conjunto de rituales. Desaparecido el ritual, el mito sobreviviría como una *huella prelógica*.
• El mito es un *fósil* que debe ser catalogado por el estudioso de la historia. Sus elementos no *catalogables* pertenecerían al imaginario de creencias.
• El mito como símbolo y no como signo que se gasta con el uso.

La **Biblioteca de Apolodoro** explicaba los mitos de manera ordenada recogiendo cuanto había sido transmitido en distintas versiones literarias a lo largo de la cultura griega y ordenándolo por ciclos desde los orígenes del mundo.Lo que los estudiosos de la escuela de antropología de Cambridge intentaron hacer con los mitos ilustra el comentario de **James Frazer** a la Biblioteca de Apolodoro: *"caminar hacia atrás el camino que llevaba hasta Apolodoro para llegar, superando la depuración del tratamiento literario y mucho más allá de la ordenación temática de los mitógrafos, a tierra primigenia en la que los mitos se originaron"*. El regreso a lo *primitivo* fue de suma importancia a la hora de interpretar los mitos.

El mito como símbolo es la metáfora del *sanador–poeta* que ordena los versos sueltos del paciente al objeto de restaurar su poema de salud.

En la mitología egipcia Seth mata a su hermano Osiris; en la griega, Eteocles a Polineses; en la nórdica, Hödr a Baldr; en la romana, Rómulo a Remo. Comencemos por el primer homicidio documentado de la historia, el fratricidio de **Caín** matando a **Abel**.

"Y conoció Adán a su mujer Eva, la cual concibió (Va–tahar) y dio a luz (Va–teled) a Caín y dijo: he adquirido (Caniti) un varón por voluntad de Dios. Y agregó y dio a luz a su hermano, Abel" (Génesis 4:1–2). El verbo *"va–teled"*, no sólo significa "dar a luz". Su raíz hebrea *"toldot"* sugiere "generaciones תורוד". Es una palabra que engloba tanto al pasado como al futuro. Eva explica el significado del nombre *"Caniti"* ('adquirir' וכרל֗ שׂ). Caín significa 'poseer', lo tenía todo y por ello encarna la esencia de la historia, la identidad de la existencia.

"Y agregó y dio a luz a su hermano, Abel"… Al primogénito le aparece un **'Otro'** que le hace ver que no está solo en el mundo y Caín pierde su sentido. En hebreo la palabra 'hermano' es *"aj חאָ"*, "Otro" (así como 'ajeno–extraño') se escribe *"Ajer רחאֵ"* y "responsable" es *"ajareí יארחא"*. Abel, con su llegada, convierte a Caín en "responsable del Otro".

Caín deja de ser 'único', tiene un *"Aj"*. Para recuperar su estatus sólo contempla una opción… Se hace asesino. La palabra "asesino", en hebreo, es *"rotzeaj חַצֵ ור"* (*rotze* + *aj*) y Abel (*"Hebel לבה"*: "suspiro") exhaló su novicio aliento. **El litigio de Caín contra Abel sigue actualizándose desde hace más de 5000 años**.

Otto Rank, psicoanalista colega de Sigmund Freud, señaló un subgénero literario subordinado a los fratricidios de Eteocles y Polinices junto con el de Caín contra Abel y el de Rómulo contra Remo. Se trata de los **Brüder–Mythen**, aquellos mitos en los que se presenta una relación hostil entre hermanos. Para Rank, los mitos de hermanos rivales constituyen una vertiente particular del mito del héroe. **Freud** destaca que *"es de suponer que al parricidio le sucedió una prolongada época en la cual los hermanos se disputaron la sucesión paterna, que cada uno pretendía retener para sí"*.

Tarea a desarrollar, a lo largo de los próximos capítulos que aguardan pacientemente a ser escritos, es descubrir los **mitemas**[1] **que subyacen en las enfermedades autoinmunes**. Pretendemos, de acuerdo a la definición de **Károly Kerényi**, construir un mitologema[2] de las mismas: compilar el mítico material que esconden, reorganizardo y aportar hipótesis terapéuticas porque, **entendidas como un mitologema**, podrían alentar las posibilidades de **reformulación de los tratamientos**.

Un sistema inmunitario sano salvaguarda lo propio y sitia lo ajeno pero, incomprensiblemente, en los **más de 80 tipos de enfermedades autoinmunes** agrede por ¿error? a las células sanas de sus órganos y tejidos. Los más de 80 tipos **comparten mitemas y**, como consecuencia, conforman un **mitologema**.

Trataremos de **reiniciar el sistema inmunitario** desde el diseño de la medicina china que lo define como **Wèi Qì** 衛氣, **Energía Centinela**, que actúa como un escudo protector contra los factores patógenos tanto externos como internos:

· Wèi 衛[卫]: Guarda. Protección. Defensa.

·Qì氣: Aliento. Energía vital. Energía de la vida.

Wèi Qì circula por los meridianos que se extienden por la superficie del cuerpo estrechamente conectados con los órganos internos, 臟腑 *zàng–fǔ*.Factores que afectan a la calidad de la Wèi Qì son, entre otros muchos, el estilo de vida, el estrés, la dieta, la exposición a climas extremos y **las emociones**.

Curiosamente **Wéi Qí** 圍棋, con variaciones en sus tildes,**también es un juego** de destreza intelectual, original de China, datado en más de 3000 años que, en la antigüedad era conocido como Yì (弈) y en Japón como Go 碁[3]:

·Wéi 圍[围]: Asedio. Bloquear por todos lados. Cercar.

·Qí 棋: Ajedrez o cualquier juego de mesa.

·Yì 弈 y Go 碁: Ir. Jugar. Juego que se juega con piezas blancas y negras sobre un tablero, *pán* 盤, de 19 líneas verticales por 19 horizontales, formando 361 intersecciones (existen otros tamaños para partidas rápidas).

---

[1] Un **mitema** (*mythème*) es la porción irreducible de un mito, un elemento constante que siempre aparece intercambiado y reensamblado con otros mitemas que comparten fuente.

[2] El **mitologema** es el modelo arquetípico que, enriquecido con elementos propios de una cultura, da origen al mito.

[3] Cobb, William: *The Book of Go*. Sterling Publishers, 2002.

De forma similar al ajedrez, su práctica desafía las habilidades analíticas y la capacidad de intuición de los jugadores. **El objetivo** del juego **es obtener más territorio que el oponente**, **atacar sus puntos débiles y ser consciente del "estado de vida"**. El tablero es una rejilla y las fichas, piedras (*shí* 石) de color negro y blanco (como el *yîn* 陰 y el *yáng* 陽), se colocan en las intersecciones. Cada pieza colocada es una jugada.En China, los cantos provienen de la provincia de Yunnan y su composición es secreta.Las tradicionales se fabrican de modo que las negras sean ligeramente más grandes para contrarrestar una ilusión óptica creada por el contraste de colores que hace que las blancas parezcan mayores.Se considera respetuoso hacia las blancas que el negro coloque la primera piedra en el extremo superior derecho.

Aspectos básicos útiles a tener en cuenta en la partida:

· **Conexión**: Mantener las piedras propias conectadas para mejor defenderlas.

· **Corte**: Cortar las piedras del rival.

· **Vida**: Capacidad de las piedras para evitar ser eliminadas.

· **Muerte**: Ausencia de vida al eliminar las piedras del tablero.

· **Forma**: Disposición sobre el tablero de un grupo de piedras que forman figuras. De cómo se colocan depende la facilidad de 'conectar', 'cortar', 'mantenerlas vivas' o 'convertirlas en vulnerables a los ataques del rival'.

En el primer episodio de la primera temporada (2005) de **"Mentes Criminales"**, el Dr. Spencer Reid afirma que el Go (wéi qí) es un juego revelador. Basándose en la posición de las piezas jugadas por el sospechoso determina que es un "agresor extremo".

William Pinckard, en su libro *Go and the Three Games* (Kiseido Publications), compara tres de los juegos de mesa más antiguos: el go, el ajedrez y el backgammon.

· **El backgammon** es una disputa del tipo "Hombre vs. Destino", en la que el azar determina el resultado.

· **El ajedrez**, con piezas que marchan hacia adelante para capturarse, encarna el conflicto "Hombre vs. Hombre".

· **El go (wéi qí)** indica a los jugadores su situación respecto a otros jugadores pudiendo simbolizar la búsqueda de la autosuperación, el "Hombre vs. sí mismo".

El estudio de **Xiangchuan Chen** et al.[4] mostró una mayor activación en el hemisferio derecho entre los jugadores de go que entre los de ajedrez sugiriendo una

---

[4] Chen (2003): *A functional MRI study of high–level cognition II. The game of GO*, Science Direct – Cognitive Brain Research 16: 32.

correlación entre jugar y reducir el riesgo a contraer la enfermedad de Alzheimer y la demencia[5].

Según estudiosos, este teórico juego de mesa pudo ser inventado por **generales** del ejército chino que, con las piedras, señalaban posiciones de ataque en los mapas. A través de las páginas que compondrán este libro iremos desbrozando la labor que desarrollan las **células T** del sistema inmunitario. Sus similitudes con el *generalato*, estrechan vínculos con la Energía **Wèi** 衞 (Centinela) que vela por el buen estado de la salud del Hombre. La tilde *contra–orientada* del **Wéi** 圍 (rodear, cercar) del juego descrito define la estrategia que permite restaurar la salud perdida. No en vano, la parte central de los ideogramas es común tanto al del juego como al de la Energía Centinela (fig. 1)*.

Descifrar el mitologema de la enfermedad autoinmune es la tarea que proponemos porque, como decía **Heidegger**, el ser humano habita en una cultura que deja rastros y esos rastros son los mitemas, la porción irreducible del mito. En el caso que nos ocupa, el fratricidio como antecedente del **cainismo inmunitario**.

La evolución de la humanidad, según, **Freud**, atraviesa por tres etapas[6]: una primera, animista; una segunda, religiosa y finalmente, la tercera científica. Según el creador del psicoanálisis, *"En la fase animista el hombre se atribuye la omnipotencia; en la religiosa la cede a los dioses reservándose el poder de influir sobre ellos para conseguir sus deseos y ya en la concepción facultativa, al no existir lugar para la supremacía humana, se confía en el poder de la inteligencia progenitora de paradigmas aunque persistan huellas de la antigua fe"*.

Las hipótesis que plantearemos en modo alguno desprecian los actuales avances científicos. No obstante, pretendemos recuperar *acentos* animistas y religiosos con el claro objetivo de *re–ligar* **al Hombre** con los planos energéticos, Celestes y Terrestres, que lo conforman.

Michael Balint, en su libro "El Médico, el Paciente y la Enfermedad"[7] refiere las décadas anteriores a la *invasión tecnológica* en estos términos: *"la droga más frecuentemente utilizada en la práctica general era, con mucho, el propio médico, es decir, que no sólo importaban el frasco de medicina o la caja de píldoras, sino el modo como el médico se las ofrecía al paciente"*. Su mera presencia emana un poder mágico interactivo: de un lado, el deseo de

---

[5] Verghese et al. (2003).*Leisure Activities and the Risk of Dementia in the Elderly*. New England Journal of Medicine 348 (25): 2508–16.

* Todas las figuras se encuentran al final del texto a partir de la página 165.

[6] Freud S.: *Totem y tabú*. Biblioteca Nueva. Obras Completas (Tomo III).

[7] Balint M.: *El Médico, el Paciente y la Enfermedad*. Buenos Aires, 1961.

sanar del clínico y, por parte del enfermo, el anhelo de ser sanado. Es a este **binomio sanador** al que nos adherimos al defender la eficaz terapéutica de la medicina china envuelta en la magia que destilan sus humildes agujas.

La **óptica contemporánea**, al priorizar la eficacia, desatiende los fenómenos míticos y espirituales que acompañan todo acto curativo. Obviar la fratricida lucha del Bien contra el Mal corre el riesgo de dejar al enfermo desamparado. En otros tiempos, las entidades mórbidas se organizaban en complejos integrados en la mitología. El **actual facultativo** es heredero de aquél lejano *mago* pero ha perdido gran parte del 'don' al desconocer los factores mítico–antropológicos del enfermo y sus dolencias. La **Ciencia**, como **Diosa** emergente, no acepta ofrendas ni sacrificios. Su *desafecto anímico* exige, salvo honrosas excepciones, profesionales de la salud cuya empatía haya sido desterrada en pro de una mayor eficiencia clínica.

Para **Mircea Eliade**[8], la experiencia mística en las sociedades primitivas era privativa de **los chamanes**, los **"hombres–medicina"**, los magos capaces de sintonizar con el enfermo para reconducirlo por la senda de la salud. **Sintonizar**, del griego *sýntonos* cuyos componentes son el prefijo *sýn–* (conjuntamente), *tonos* (tono) más el sufijo *–izar* (convertir en). En conjunto define *"aquello que resuena de acuerdo con otra cosa"*. **Ser capaces de sentir las** *frecuencias de la enfermedad* **nos faculta a la hora de rehabilitar las** *notas extrviadas* **de la** *partitura del paciente*.

La grafia moderna de 'médico' es *yî* 医 pero hubo un tiempo, no tan remoto, en el que se escribía 毉 para, con posterioridad, derivar en 醫. Es triste observar cómo se ha proscrito el canon del 'chamán', 巫 *wû*, desterrándolo del *misterioso* arte curativo (fig. 2).

La medicina moderna prefiere creer en la Ciencia desdeñando todo lo mágico pero, al desestimarlo, pierde la conexión con la parte más íntima del paciente. El **Dr. Vladimiro Batista**, reumatólogo[9] († 2006), decía que *"el médico actual debe tener también algo de chamán y de sacerdote porque son ellos los que tienen el poder de encauzar adecuadamente las esperanzas y dignificar al enfermo"*.

Pluralizar el concepto de salud se opone al ideario médico chino. **Cada** *doliente* **enferma según la singularidad del mito que** *acuna* ajeno a los estándares genéricos. Tanto es así que, un mismo tratamiento destinado a igual patología obtiene diferentes resultados según el paciente que lo recibe. **Diana**

---

[8] Eliade, M.:Enfermedad e iniciación: Mitos, sueños y misterios. Buenos Aires, 1961.
[9] Considerado como *"Maestro en lo Académico, en lo Humano y en lo Ético"* por la Cátedra de Reumatología, el Instituto Nacional de Reumatología y la Sociedad Uruguaya de Reumatología.

Aurenque, en su libro "Animales Enfermos. Filosofía como Terapéutica" (FCE, 2022), reflexiona sobre *la vulnerabilidad corporal como resultado del proyecto irresuelto del ser humano*. El libro finaliza con un capítulo dedicado al amor *como instinto terapéutico que bien puede constituir una nueva etiqueta de "salud"*.

La **grafía de 'amor'**, en chino tradicional, es *ài* 愛 (afecto, entusiasta, tesoro, cuidar bien de). Su evolución hasta el chino simplificado omite los trazos que delinean el corazón (*xîn* 心 'sentimiento, intención, centro'): 爱 (fig. 3). Sabido es que el Corazón, como Emperador de los 5 Reinos **Wǔ Xíng** 五行, custodia el **Shén** 神 ('espíritu, mente, sobrenatural, mágico) del Hombre y no menos conocidas las relaciones vinculares entre el psiquismo (Energía Shén Qì 神氣) y el sistema inmunitario (Energía Centinela Wèi Qì 衛氣). Prueba de ello es la moderna disciplina médica de la "Psico–Neuro–Inmuno–Endocrinología" (**PNIE**). **Tal vez *el proyecto irresuelto del ser humano***, defendido por Diana Aurenque, **esté en los orígenes de la enfermedad autoinmune. Un Shén que ha perdido su identidad bien podría confundir lo propio con lo ajeno creando patológicas turbulencias en el sistema inmune.** La propia **ideografía de 'curar'** (治癒 *zhì yù*) expone la necesidad de incluir al Corazón (心 *xîn*) en el tratamiento (fig. 4).

El *mito que acuna el doliente aquejado de autoinmunidad* se nutre de códigos simbólicos y emotivos que actualizan la antigua pugna entre 'lo propio' y 'lo ajeno' reviviendo el **fratricidio original** en el que Caín atenta contra 'su propia sangre' asesinando a su hermano Abel. El primario 'amor fraterno' deriva en pura geometría que destruye el hogar como patria invulnerable. La poeta argentina **Diana Bellessi** acompaña nuestras reflexiones: *"Los antiguos llevan / nombre / amarrados a la tierra / —lo que es propio es / ajeno— por signos / que no separan / Necesidad de amor / Nos une la condena / de exclusión y de / exterminio: aquí el / amor y aquí el espanto"*. Al primogénito, Caín, le aparece un **'Otro'**, Abel.

"Y conoció Adán a su mujer Eva, la cual concibió y dio a luz a Caín, y dijo: he adquirido un varón, por voluntad de Dios. Y agregó y dio a luz a su hermano, Abel" (Génesis 4:1–2). El verbo que se utiliza para describir la primera relación sexual es 'conoció'. **El encuentro amoroso es de conocimiento del interior del 'otro'** para compartir y conocerse en las íntimas estancias del alma y, así, poder ser **pro–creadores** de un *linaje enhebrado* en el que los dos hermanos sean una misma persona. Los dos habitan dentro del alma, del Shén, de cada individuo. Ambos forman parte de las **huestes inmunitarias que se alzan las unas contra las otras.**

Los **Brüder–Mythen** de **Otto Rank** son para **Jung**, el mito que constituye el **drama arquetípico** por excelencia, la lucha vital por el 'sentido' del desplazamiento hacia 'el otro'. En este sentido, los arquetipos no son meras *representaciones* heredadas sino *"posibilidades heredadas a representar"*. Por su parte, **Mircea Eliade** los define como *paradigmas transhistóricos*.

El término **arquetipo** (del griego *arjé* αρχή "fuente, principio, origen" y *tipos* τυπος "modelo") indica, en nuestras reflexiones, los orígenes que modelan el presente tanto de lo sano como de lo enfermo. **El cainismo inmunitario responde a un claro mitologema fratricida** que analizaremos al amparo de la medicina china.

"La vida no vivida es una enfermedad de la que se puede morir"
(Carl Gustav Jung)

CAPÍTULO 1[10]

CONCEPTO DE AUTOINMUNIDAD EN LA MEDICINA OCCIDENTAL

"Desconfío de la incomunicabilidad; es la fuente de toda violencia"
(Jean Paul Sartre)

LA inmunología nace a finales del siglo XIX pero su desarrollo acelerado data de los últimos años del XX y, muy exponencialmente, del XXI. Si viajamos hacia atrás en el tiempo conoceremos a **Mitrídates VI**, rey del Ponto (132 a.C. y 63 a.C.) fundador del concepto del **mitridatismo** (organismo resistente a la acción de determinados tóxicos por la ingesta sucesiva de los mismos en pequeñas dosis). Cada día probaba uno distinto hasta resultar inmune al veneno.

El **concepto de inmunidad se remonta al año 434 a. C.** cuando el historiador griego **Tucídides** hace referencia, en su obra "La Guerra del Peloponeso", a la plaga que devastó gran parte de Atenas. Esta plaga (430–427/425 a. C.) sigue siendo uno de los grandes misterios médicos de la antigüedad. Tucídides sobrevivió y libre de la enfermedad, supo describir los síntomas de la siguiente manera: *"Después de un ataque abrupto las personas presentaron fiebres fuertes, enrojecimiento y quemaduras en los ojos, dentro de la boca, la garganta y la lengua, inmediatamente vomitaban sangre, presentando dificultad respiratoria. Siguiendo a esta reacción presentaban [...] una tos fuerte y un vómito bilioso [...] y en la mayoría de los casos espasmos fuertes. El cuerpo se mantenía caliente, no palidecía, era 'rojizo, lívido, y presentaba ampollas pequeñas y úlceras'. Las víctimas sufrieron temperaturas altas, la mayoría pereció 'en el noveno o séptimo día' [...] algunos duraban más tiempo presentando debilidad, la enfermedad pasaba a los intestinos donde la*

---

[10] Al objeto de no sobrecargar en exceso este ya de por sí denso capítulo, omitiremos las indiscutibles semejanzas existentes entre los conceptos de la medicina china y el sistema inmunitario de la ciencia oficial. Dichos conceptos, y sus aplicaciones en la práctica clínica, serán desarrollados más adelante.

ulceración causaba diarrea violenta. Aquéllos que sobrevivían se volvían inmunes". Semejante a la infección del virus Ébola, e incluso a una epidemia de *influenza* complicada por alguna toxina de un estafilococo no invasivo, se lo conoce como **"Síndrome de Tucídides"**[11]. El mismo historiador había relatado la plaga de viruela de Atenas en los siguientes términos: *"...no se sufre la enfermedad dos veces y, de padecerla, la recaída nunca es mortal"*. Sin él saberlo, había descrito el concepto de inmunización. Como terapia, nada propusieron los griegos, pero sí los asiáticos. Se había difundido la costumbre de escarificar la piel y aplicar un macerado de costras humanas de viruela. Los chinos, en particular, recomendaban espolvorearlos en la nariz. Esta técnica desembarcó en Europa con las invasiones otomanas y fue relevante a partir de **1718** cuando la exploradora **lady Mary WortleyMontagu** se familiarizó con la escarificación y se la aplicó a su hijo de 6 años para enfrentar la epidemia de viruela que azotó Londres en 1721.

En el **siglo X**, el médico persa **Al–Razi** رازی یايرك describe el asma alérgica y la teoría de la inmunidad adquirida. Ya en el **XVIII**, en occidente parece razonable atribuir el comienzo de la inmunología al médico inglés **Edward Jenner**[12] aunque 70 años antes Lady Mary Montagu introdujera la variolización. Ambos trataron de prevenir la viruela: Jenner mediante el empleo de material procedente de la viruela bovina (los términos "vacuna" y "vacunación" se derivan de *"variolae vaccinae"*: 'pústulas de la vaca') y Lady Mary con el uso de las costras de viruela humana. Prevaleció la idea de Jenner: usar una forma suave de toxina para estimular la resistencia contra ella.

Las dos grandes figuras del **siglo XIX**, **Louis Pasteur** y **Robert Koch**, instauraron la teoría de los gérmenes como causantes de las enfermedades infecciosas fundando las bases de la microbiología y de la inmunología. El **14 de noviembre de 1888** fue inaugurado el Instituto Pasteur de París, eje de la nueva ciencia.Pasteur logró adentrarse de lleno en la inmunoterapia dejando atrás a **Claude Bernard**. Se desató un gran debate científico: Louis Pasteur postuló la **"Teoría del Germen"**: *"la enfermedad se daba por la entrada de un virus o bacteria"* mientras que Claude Bernard, científico menos famoso, defendía la **"Teoría del Medio Interno"**: *"la enfermedad se producía por un estado defectuoso o débil del terreno"*. La ciencia se volcó con Pasteur y sus ideas pero, poco antes de morir, reconoció que *"Claude tenía razón, el agente no es nada. El terreno lo es todo"*. La ciencia del siglo XXI avala, en gran

---

[11] Langmuir A, Worthen T, Solomon J, Ray C, Petersen E. *The Thucydides Syndrome. A new hipothesis for the cause of the plague of Athens*. The New England Journal of Medicine 1985; 313: 1027–1032.

medida, los postulados de Bernard dotando de magna importancia a la **microbiota**[13] humana.

A partir de estos antecedentes, y otros muchos, en torno a las ideas de escarificación, vacunación o seroterapia, se fundó una nueva ciencia: la inmunología. El microbiólogo ucraniano **Metchnikov**, primer discípulo de Pasteur en obtener el Nobel en 1908, expuso sus lecciones sobre 'inflamación' estableciendo el concepto de inmunología celular dentro de la controversia entre los partidarios de la inmunología celular y la humoral[14]. Son muchos los que consideran a Metchnikov como el verdadero padre de la inmunología.

La nueva controversia estaba servida. En 1896 **Lord Lister**, en la Asociación Médica Británica, planteó la duda de si la inflamación era una respuesta anormal o, por el contrario, un mecanismo de defensa. Los **celularistas** argüían que el principal mecanismo de defensa del cuerpo contra la infección residía en las células fagocíticas, especialmente en los macrófagos. En contraposición, los **humoralistas** defendían el que las sustancias solubles de la sangre inmovilizaban a los patógenos. Esto generó en Europa un profundo malestar entre Metchnikov, del Instituto Pasteur en Francia, y los humoralistas alemanes acaudillados por **Robert Koch** del instituto Koch en Berlín.

El patólogo **Rudolph Virchow** le aconsejó a Metchnikov que tomara con precaución su teoría *"ya que la mayor parte de los científicos no creen en el efecto protector de la inflamación"*. Virchow mantuvo el concepto de "tumor" en la inflamación mientras que el patólogo judeo–alemán **Julius Cohnheim** alegaba que la 'inflamación' era un producto del daño de la pared de los vasos, y la salida de los componentes humorales, describiendo lo que hoy en día son las citoquinas que él denominó "rubor".

El bacteriólogo **George Henry Falkiner Nuttall** al estudiar la fagocitosis descubrió que *"el suero de animales normales poseía una toxicidad natural contra ciertos micro–organismos"*. Un año después, otro humoralista, **Hans Buchner**, analizando lo mismo que Nuttall, bautizó al factor sérico bactericida como 'alexina', sustancia protectora que **Paul Ehrlich** (médico, bacteriólogo y Nobel) denominó 'complemento' sentando las bases de dos

---

[13] Conjunto de bacterias que colonizan la piel, el aparato digestivo, incluida la boca, y el aparato genital. **La relación de la microbiota y el organismo es simbiótica**: mientras que las bacterias realizan una función protectora frente a enfermedades y agentes patógenos, y de ayuda en la metabolización de los alimentos, el organismo les ofrece un lugar donde vivir. La microbiota es considerada un órgano más del cuerpo, aunque en este caso adquirido.
[14] Silverstein Arthur M. *A history of immunology*. Academic Press, INC, San Diego, New York, Boston, 1989. / Metchnikov E. *L'immunité dans les maladies infectieuses*. Paris, 1901. / Metchnikov E. *Immunity in the infectious diseases*. Johnson Reprint Corp New York, 1968.

conceptos primordiales: el de "toxina–antitoxinas" y el más general de "antí-geno–anticuerpos".

En 1900, Ehrlich formula su teoría sobre las 'cadenas laterales' para expli-car la "función de los anticuerpos, los antígenos y el complemento" afirmando que los anticuerpos y el complemento eran sustancias reales con receptores capaces de explicar su mecanismo de acción. Además, diferencia la inmunidad activa de la pasiva y demuestra que el feto y el neonato adquieren la inmunidad protectora de la madre. **Su "Teoría de las Cadenas Laterales" es la base ex-plicativa del "horror autotóxico" iniciándose el desarrollo del concepto de autoinmunidad. Clemens Freiherr von Pirquet**, pediatra austríaco, en **1906** analiza la enfermedad del suero y se plantea una interrogante: *"la con-cepción del anticuerpo que protege contra la enfermedad, es también respon-sable de generar enfermedad, lo que parece un absurdo"*.

A **comienzos del siglo XX** se describen otros fenómenos de trascendencia para la inmunología como es la **anafilaxia** como contraria a la **filaxia**. La ana-filaxia consiste en una reacción inmunitaria severa y generalizada. Cuando su-pone riesgo para la vida del paciente se habla de "choque anafiláctico". El término anafilaxia fue acuñado por el Nobel de Medicina **Charles Robert Ri-chet**[15]. **Jacques Oudin** (†1985), biólogo, propuso el concepto de los alotipos inaugurando el camino a la inmunogenética.

La época dorada de la inmunología celular sucede en el **primer cuarto del siglo XX** con los trabajos de **James Murphy** sobre el papel de las células linfoides en la protección de las infecciones y en los trasplantes.

Todos estos descubrimientos, tanto de la inmunología humoral como de la celular, confluyen por primera vez en **1908**, cuando la Academia Sueca distin-gue con el premio de fisiología a Paul Ehrlich y a Elie Metchnikov.

A partir de **1934**, los trabajos de **Marrack**, **Kabat**, **Pauling** y **Pressman** iniciaron los estudios sobre la estructura e interacción de los anticuerpos y su especificidad alejándose de la "teoría de las cadenas laterales" de Ehrlich.

En modo alguno despreciamos ni deslucimos todos estos magnos avances cuyo valor es innegable pero, fieles a nuestras lealtades, haremos justicia a la **"Teoría del Medio Interno"** de **Claude Bernard** por su sintonía con el modelo de la medicina china que expondremos. Una buena alianza de **Wèi Qì** 衛氣 y **Shén Qì** 神氣 actuará de *riguroso centinela* capaz de, con su sola presencia, di-suadir al patógeno, externo o interno, de asaltar la intimidad del organismo.

---

[15] **Son de lamentar sus ideas abiertamente racistas y supremacistas** (*"no creo para nada en la igual-dad de las razas humanas"*), su defensa de las teorías eugenésicas, la jerarquización racial, la eliminación de los recién nacidos con taras físicas, la castración y esterilización de adultos y un largo etcétera.

Pero antes de adentrarnos en la *sublime alianza* de **Wèi Qì** 衛氣 y **Shén Qì** 神氣 conviene introducir algunos de los conceptos clave de la ortodoxia inmunitaria.

El término inmunidad deriva de la palabra latina ***immunitas***, referida a la protección frente a procesos legales de que disfrutaban los senadores romanos mientras permanecían en el ejercicio de su cargo.

Toda célula se inscribe en un linaje concreto del cual procede. Este origen le otorga **características específicas**. La hematopoyesis consiste en la formación y desarrollo de células sanguíneas a partir de la célula madre pluripotencial (*stem cell*). Durante las primeras semanas embrionarias se encuentran células madres en el saco vitelino que van diferenciándose en células eritroides provistas de hemoglobina embrionaria. Desde el tercer mes, hasta el séptimo de embarazo, las células madre migran, primero al hígado fetal y después al bazo fetal, donde prosigue la hematopoyesis. Desde el séptimo mes, va disminuyendo la hematopoyesis en el hígado y bazo hasta que desaparece en el nacimiento para ser sustituida por las *gestiones* de la médula ósea.

Todas las células sanguíneas proceden de la mencionada célula madre pluripotencial. En la médula ósea sólo hay una de tales células por cada 10.000. Son capaces de autorregenerarse de modo que, durante la vida adulta, se mantienen homeostáticamente. En circunstancias de alta demanda de células sanguíneas aumenta la capacidad proliferativa de la célula madre.

Veamos cuales son los protagonistas que forman parte del Sistema Inmune. Las **células inmunitarias**.

Existen **dos grandes Linajes**: **Linfoide y Mieloide** (fig. 5). En ambos, los progenitores permanecen "comprometidos" a seguir una determinada ruta de diferenciación por su capacidad de responder a determinados factores de crecimiento. En la **médula ósea adulta**, las células de la línea hematopoyética van madurando y diferenciándose en el interior de un estroma compuesto por células no hematopoyéticas (grasas, endoteliales, fibroblastos...). La maduración se debe al microambiente suministrado por la matriz celular del estroma junto con otros factores entre los que destacan los de crecimiento.

Las células ya diferenciadas adquieren *deformabilidad* de membranas que les permite atravesar la pared sinusoidal[16], a los senos de la medula ósea, desde donde acceden a la circulación general.

---

[16] Los capilares sinusoidales, en ocasiones conocidos como sinusoides o capilares discontinuos, tienen revestimientos endoteliales con múltiples fenestraciones de unos 30 a 40 nanómetros de diámetro. Presentan una lámina basal discontinua o inexistente. Esto permite que las células sanguíneas y las proteínas séricas atraviesen la pared capilar.

Las células hematopoyéticas requieren factores de crecimiento para:
· Supervivencia.
· Multiplicación.
· Diferenciación.
· Maduración.
Existen varios tipos de estos factores:
· Estimuladores de formación de colonias (CSF), pertenecientes a la familia de las glucoproteínas ácidas.
· Eritropoyetina (EPO). Se produce en el riñón y estimula la línea que, vía progenitor eritroide,regula los eritrocitos.
· Interleuquinas (IL–4 a IL–9) segregadas por células estromales y macrófagos.

La hematopoyesis se mantiene durante toda la vida del individuo, de modo que el número de células nuevas equilibra al de células que se pierden o mueren.

Cada tipo celular tiene una vida media más o menos característica:
· Los eritrocitos viven unos 120 días, al cabo de los cuales son fagocitados por los macrófagos del bazo.
· Los neutrófilos duran unos días más.
· Algunos linfocitos T, más de 30 años.
· **LINAJE MIELOIDE**
· **Fagocitos**: Dos tipos, **A)** Leucocitos polimorfonucleares neutrófilos (de vida corta). Se producen en la médula ósea y gobiernan las citoquinas de la respuesta inflamatoria. Cuando hay infección, la médula ósea produce gran cantidad de neutrófilos. Son los primeros en llegar a la zona infectada. **B)** Monocitos. Sus lisosomas contienen peroxidasa e hidrolasas ácidas como mecanismo de muerte intracelular de microorganismos. Se diferencian en Macrófagos que pueden ser Residentes (cumplen misiones concretas) o Libres (estratégicamente situados para atrapar material extraño en órganos linfoides secundarios). Los macrófagos gozan de una larga vida, incluso años, y están especialmente adaptados para luchar contra virus, bacterias y protozoos intracelulares.

Los fagocitos mononucleares aun perteneciendo, en un principio, al sistema inmune natural (fagocitosis y citoquinas), en el curso de la evolución se han adaptado a jugar papeles centrales en el adaptativo como células presentadoras de antígeno (APC).Los macrófagos activados son a menudo los efectores finales de las respuestas humorales. Son quienes gestionan el reto final de eliminar al agente invasor en el proceso humoral de la inmunidad.

· **Células dendríticas**: Su morfología es característica; del cuerpo celular salen unas prolongaciones alargadas parecidas a las dendritas nerviosas. Existen dos tipos de células dendríticas, con funciones y propiedades diferentes, aunque ninguna presenta una actividad fagocítica importante. Se reconocen dos tipos de estas células: **A)** Interdigitantes, presentes en los intersticios de la mayor parte de los órganos y tienen un papel importante en la **autotolerancia**. **B)** Foliculares, no derivan de la médula ósea, presentes en los folículos secundarios de las áreas ricas en células B de los ganglios y del bazo, así como en los folículos linfoides asociados a mucosas. Parecen desempeñar un papel esencial en el desarrollo de las células B de memoria. Son las presentadoras de antígeno por excelencia ayudando a activar la respuesta inmunitaria adaptativa.

· **Eosinófilos**: Son células móviles que pueden migrar desde la sangre a los tejidos atraídas por factores quimiotácticos que los allegan al foco inflamatorio. Su función principal es la defensa inespecífica frente a grandes parásitos.

· **Basófilos**: Carecen de función fagocítica. Son células circulantes defensoras ante los parásitos.

· **Mastocitos**: Carecen de función fagocítica. Residen en los tejidos liberando gránulos específicos con mediadores inflamatorios como la histamina.

Tanto basófilos como mastocitos son centrales en la hipersensibilidad inmediata, llamada de tipo I, que incluye las alergias.

· **Plaquetas**: Células anucleadas procedentes de la médula ósea.**(I)** Su cometido no inmune consiste en colaborar en la coagulación de la sangre y **(II)** su tarea inmune se centra en las manifestaciones inflamatorias. Cuando existe daño a las células endoteliales, las plaquetas se adhieren al tejido lesionado liberando sustancias que incrementan la permeabilidad para atraer a los leucocitos.

· **LINAJE LINFOIDE**

Los linfocitos T y B son los responsables de la respuesta inmune específica. Se producen en los órganos linfoides primarios y de allí migran a órganos linfoides secundarios y a espacios tisulares. Suponen del 20 al 40% de los leucocitos totales.

Existen tres poblaciones de linfocitos funcionalmente distintas, caracterizada cada una por unos marcadores difíciles de reconocer morfológicamente:

· **Células T**: Reconocen antígenos y ponen en marcha la respuesta inmunitaria adaptativa.

· **Células B**: Producen principalmente anticuerpos. También pueden presentar antígenos a los linfocitos T.

· **Células Natural Killer (NK)**: Especialmente importantes en la detección y eliminación de infecciones por virus y en el exterminio de las tumorales.

La hematopoyesis está regulada de forma elegante, de modo que cada tipo celular tiene un control diferente pero, además, esta regulación es lo suficientemente flexible como para permitir incrementos notables ante una infección o una hemorragia.

Resumamos este bello recorrido por los parajes inmunitarios. Los glóbulos blancos o leucocitos se clasifican en:

· **Linfocitos**: Leucocitos pequeños. Principalmente linfocitos B y linfocitos T.

· **Monocitos**: Leucocitos de mayor tamaño. Se convierten en macrófagos ante la presencia de un agente extraño, al que destruyen por fagocitosis, siendo capaces de enfrentarse a microorganismos grandes.

· **Granulocitos**: Se clasifican según sus propiedades de coloración en:

· Neutrófilos: Los más numerosos. Se movilizan ante los primeros síntomas de inflamación y destruyen a las partículas extrañas y a los microorganismos, especialmente las bacterias, por fagocitosis.

· Eosinófilos: Parecen estar relacionados con las infecciones por parásitos.

· Basófilos: Implicados en la respuesta inflamatoria de los tejidos y en las alergias. Una vez originadas y diferenciadas algunas células inmunitarias abandonan los órganos linfoides primarios y circulan por todo el organismo formando parte de la sangre, alcanzando los tejidos corporales y los órganos linfoides secundarios (sistema linfático, bazo, apéndice, amígdalas y ciertos tejidos del tubo digestivo y de los pulmones).

Las células que componen el sistema inmunitario se encargan de defender contra la invasión de patógenos. Cuando el sistema inmune se encuentra funcionando correctamente es capaz de mantener la salud. Existen factores, tanto internos como externos, que pueden alterar ese estado de homeostasis debilitando al organismo y permitiendo que sea más susceptible a sufrir ciertas enfermedades: desde una infección o alergia a una patología inflamatoria o autoinmune[17].

· **TIPOS DE INMUNIDAD**

(I) Innata o Natural: Esencial en las primeras horas o días siguientes a la infección, antes de que se desarrollen las respuestas inmunitarias adaptativas. Utiliza interferones tipo I y los linfocitos NK (natural killer).Las células NK

---

[17] Janeway CA Jr, Travers P, Walport M, et al.: *Immunobiology: The Immune System in Health and Disease.* 5th edition. New York: Garland Science; 2001.

son una tercera población de linfocitos, diferentes a los B y T. Provienen de la médula ósea y se encuentran en la sangre y tejidos linfáticos, especialmente el bazo. Sus principales funciones son la citotoxicidad (defensa frente a neoplasias e infecciones) y la secreción de citoquinas. La citotoxicidad que desarrollan es de dos tipos: a) Citotoxicidad natural que no requiere activación previa y b) Citotoxicidad dependiente de anticuerpos.

(II) Adaptativa o Adquirida: Mediada por linfocitos B y T cuyos receptores son capaces de reconocer un enorme número de antígenos. Mediada por anticuerpos que bloquean la unión y entrada del virus en las células del hospedador y por los CTL[18] que eliminan la infección matando a las células infectadas. Las propiedades fundamentales del sistema inmunitario adaptativo son:

· **Especificidad y diversidad**: Las respuestas inmunitarias son específicas frente a los distintos antígenos.

· **Eficacia**: Se activan respuestas efectivas contra el antígeno concreto.

· **Memoria**: La exposición del sistema inmunitario a un antígeno extraño favorece su capacidad para responder de nuevo a ese mismo antígeno. Las respuestas a esta segunda exposición y a las sucesivas, respuesta inmunitaria secundaria, suelen ser más rápidas y a menudo cualitativamente distintas.

· **Tolerancia de lo propio**: Una de las propiedades más destacadas del sistema inmunitario es su capacidad para no reaccionar contra las sustancias antigénicas propias del individuo. En las **enfermedades autoinmunes** las moléculas propias se llegan a considerar extrañas, como antígenos que el sistema inmune ataca y destruye.

La respuesta adaptativa, a su vez, se diferencia en:

· **Inmunidad Humoral**: Cuenta con anticuerpos presentes en la sangre y en las secreciones mucosas producidos por los linfocitos B. Los anticuerpos reconocen los antígenos microbianos, los marcan para su eliminación por los fagocitos y el sistema del complemento y neutralizan la infección. Esta inmunidad es el principal mecanismo de defensa contra los microbios extracelulares y sus toxinas.

· **Inmunidad Celular**: Depende de los linfocitos T. Algunos microbios, sobre todo los virus, infectan a varias células del hospedador y se replican en ellas. En estos lugares los microbios son inaccesibles a los anticuerpos circulantes. La defensa contra estas infecciones corresponde a la inmunidad celular,

---

[18] Las **CTL** son células que provocan la apoptosis celular al ser estimuladas por los antígenos intracelulares presentados por el Complejo Mayor de Histocompatibilidad clase I (MHC clase I). Son tan específicas en sus funciones letales que son capaces de destruir a la célula diana sin afectar a las células vecinas no infectadas.

que destruye los microorganismos residentes en los fagocitos o la eliminación de las células infectadas para suprimir los reservorios de la infección.

Ambas respuestas inmunitarias difieren en la forma en que se enfrentan al agente extraño dando lugar a 2 tipos de actuación:

• **Respuesta mediada por linfocitos B**: Particularmente activa contra las bacterias, los virus y las sustancias tóxicas. Los linfocitos B no atacan directamente al antígeno sino que producen unas moléculas específicas, anticuerpos, que activan diversos mecanismos provocando la destrucción del agente extraño. Existe una gran variedad de linfocitos B patrullando el organismo al objeto de reconocer a los antígenos específicos por medio de los diferentes tipos de receptores que exhiben en sus membranas celulares. Cuando reconoce a uno determinado, establece una conexión similar a la que forman los neurotransmisores y sus receptores en el SN. Esta **unión antígeno–anticuerpo** permite al linfocito B aumentar de tamaño y, tras sucesivas divisiones celulares, producir 2 tipos de células hijas:

• Plasmáticas: responsables de la producción masiva de anticuerpos.

• De memoria: no secretan anticuerpos por sì mismas sino sólo, y de forma rápida, cuando son nuevamente expuestas al mismo antígeno.

• **Respuesta mediada por los linfocitos T**: En este tipo de respuesta las células atacan de una forma más directa al agente extraño. Se denomina respuesta inmune mediada por células y es complementaria a la desencadenada por los linfocitos B cuando los anticuerpos no son capaces de proteger al organismo (cuando el agente extraño penetra con rapidez en el interior celular, infectando, los anticuerpos circulantes no pueden detectarlos).

En esta respuesta participan muy activamente los linfocitos T gracias a sus receptores de superficie especializados en el reconocimiento de determinados antígenos. A diferencia de los linfocitos B, los receptores de los linfocitos T no son capaces de reconocer los antígenos libres, no se fijan a la molécula completa del antígeno, sino que sólo reconocen y se unen a pequeños fragmentos del mismo.

Esta característica es muy útil si un virus ha infectado una célula y se está replicando en su interior puesto que, durante este proceso, algunos de los fragmentos del virus son exhibidos en la superficie de la célula infectada pudiendo ser entonces reconocidos por los linfocitos T.

Los linfocitos T reconocen los antígenos ocultos en las células, actuando de forma coordinada con los linfocitos B, cuyos anticuerpos reconocen y contrarrestan los enteros y libres. Sin embargo, los linfocitos T necesitan de la colaboración de otras células que les muestren los fragmentos del antígeno (células presentadoras de antígenos). En este proceso de reconocimiento por parte de los linfocitos T se requiere que el fragmento sea presentado por unas proteínas especializadas que conforman el "Complejo Mayor de Histocompatibilidad" (CMH). El sistema inmune reconoce a las células del organismo como propias gracias a estas proteínas localizadas en la superficie celular de todos los mamíferos. En el ser humano recibe el nombre de "Complejo Antígeno Leucocitario Humano" (HLA).

Merced a sus receptores, los linfocitos T son capaces de reconocer:

· Un determinado antígeno.

· Una célula propia del organismo que al estar infectada debe ser destruida.

Si no ocurre este doble proceso de reconocimiento, el linfocito T no se activa. La activación de los linfocitos T desencadena, al igual que sucede en los linfocitos B, sucesivas divisiones celulares que dan origen a 2 tipos de células hijas: activas y de memoria. Los linfocitos T resultantes de estas divisiones son células idénticas al original activado por el antígeno por lo que destruirán todas las células infectadas. Tanto las respuestas obtenidas por los linfocitos B como las libradas por los T presentan memoria inmunológica.

Entre las células T activadas por la presencia del antígeno se encuentran diferentes tipos de linfocitos, algunos de los cuales desempeñan un papel fundamental en la proliferación y diferenciación de los linfocitos B a células plasmáticas, productoras de anticuerpos y a células de memoria.

Clases de Linfocitos T

Los linfocitos T reconocen antígenos y ponen en marcha la respuesta inmunitaria adaptativa. Desempeñan funciones muy diversas:

· **Linfocitos T colaboradores, cooperadores, inductores o auxiliares (T–helper) (CD4+)**: Son el tipo mayoritario y desempeñan un papel fundamental. Localizan los péptidos presentados por moléculas CMH de clase II y activan otras células del sistema inmune mediante la secreción de citoquinas que activan a los linfocitos B y su ejército de anticuerpos.

· **Linfocitos T citotóxicos o citolíticos (CD8+)**: Detectan los péptidos presentados por moléculas CMH de clase I y destruyen las células infectadas atacando directamente al patógeno invasor al secretar las proteínas perforina y granzima. La perforina crea poros en las membranas celulares de los patógenos, permitiendo que las granzimas entren en ellas e induzcan la apoptosis. Esto, a su vez, permite la destrucción del propio patógeno y de las células infectadas. También segregan otra citoquina llamada IFN–γ que inhibe la replicación viral e induce la activación de los macrófagos para eliminar las infecciones causadas por virus.

· **Linfocitos T reguladores o supresores (Treg)**: Entre un 5%–10% de los CD4+ y CD25+). Mantienen la tolerancia a los autoantígenos. Suprimen la respuesta inmunitaria impidiendo que los linfocitos T colaboradores y citotóxicos sigan activos una vez que se haya eliminado el patógeno. Si la respuesta inmune no se detiene o se regula incorrectamente, puede causar distintas patologías:

· Enfermedad Autoinmune: Cuando el sistema inmune ataca a su propio cuerpo.

· Procesos alérgicos: Se identifican como antígenos agentes que no son peligrosos para el organismo.

Las células T supresoras son las responsables de frenar la respuesta de los linfocitos B y T una vez que el antígeno esté controlado.

· **Linfocitos T de memoria**: Forman parte de la respuesta inmune adaptativa secundaria que consiste en la rapidez de actuación frente al antígeno tras una exposición previa. Son células longevas (residen en el torrente sanguíneo durante un periodo prolongado). Cuando detectan la presencia del antígeno del que son complementarias, se diferencian rápidamente en linfocitos T colaboradores y citotóxicos para eliminarlo.

En la respuesta inmune celular sólo participan los linfocitos T y los macrófagos. En la humoral intervienen los linfocitos B. La respuesta inmune humoral responde ante patógenos extracelulares. La inmune celular no implica la producción de anticuerpos específicos contra el antígeno, mientras que la humoral sí. La inmunidad celular destruye los patógenos induciendo la apoptosis. La humoral destruye los patógenos mediante la secreción de anticuerpos que neutralizan, opsonizan[19] y aglutinan los antígenos.

Los **linfocitos T** están programados para reconocer, responder y recordar antígenos. Maduran inicialmente en el timo y participan de la respuesta inmune celular. Los **linfocitos B** maduran en la médula ósea del adulto. Son los únicos que pueden sintetizar anticuerpos o inmunoglobulinas capaces de reconocer antígenos para unirse a ellos. Intervienen en la respuesta inmune humoral frente a toxinas y patógenos extracelulares pero no pueden penetrar en las células. Tanto los linfocitos T como los B se almacenan y terminan de madurar en el bazo.

La **homeostasis inmune** supone un delicado balance entre las funciones colaboradoras (CD4+) citotóxicas (CD8+) y reguladoras (Treg) de las células T.

---

[19] **OPSONINAS**: Moléculas que se unen a las células, los microorganismos o las partículas para facilitar su fagocitosis por células fagocíticas o para la citotoxicidad celular dependiente de anticuerpos.

· **Interacciones entre los sistemas nervioso (SN)[20], endocrino e inmune**

Como un "todo integrado", los tres sistemas forman un regio escudo defensivo en el que el SN y el endocrino pueden modular la actividad del inmune y, a la inversa, el inmune puede afectar las actividades de los otros sistemas (interacción bidireccional).

El sistema neuroendocrino es capaz de modular la actividad del sistema inmune por medio de diversos mecanismos: liberación de neurotransmisores del SNA y de hormonas del sistema endocrino.

Se conoce la existencia de fibras nerviosas simpáticas en los órganos linfoides abriéndose así una vía de comunicación entre el SN y el sistema inmune a través del SNA. Tanto los órganos linfoides primarios (medula ósea y timo) como los secundarios (bazo, ganglios linfáticos y otros tejidos linfoides) están inervados por fibras nerviosas simpáticas noradrenérgicas que establecen contactos.

A su vez, el sistema neuroendocrino puede modular la actividad inmunitaria liberando hormonas producidas en el hipotálamo, las glándulas suprarrenales, la pineal, la tiroides, las gónadas y el timo. Las hormonas llegan a través de la sangre a los diferentes tejidos y órganos incluidos los tejidos linfoides.

Las interacciones entre las hormonas y sus receptores en las células inmunitarias pueden modular la función inmune alterando su actividad provocando un efecto inmunosupresor o estimulante. Las interacciones entre los neurotransmisores y las células inmunitarias son muy complejas, puesto que los neurotransmisores pueden actuar no sólo de forma directa sobre ellas sino también liberando moléculas intermediarias entre los terminales nerviosos y las células inmunitarias.

Se ha planteado que el SN podría modular la función inmunitaria liberando neuropéptidos en algunos órganos linfoides. Entre estas sustancias cabe destacar a los opioides endógenos (encefalinas y endorfinas), localizándose receptores para estas sustancias en diferentes componentes del sistema inmune. Los macrófagos y las células NK son muy sensibles a estas sustancias que pueden afectar las respuestas del sistema inmune desencadenando mecanismos inmunosupresores.

· **El sistema inmune como modulador de la actividad del SN y del sistema endocrino.**

---

[20] Sistema Nervioso Central (SNC) y Sistema Nervioso Periférico (SNP) clasificado en Sistema Nervioso Somático (SNS) y Sistema Nervioso Autónomo (SNA) que, a su vez, se diferencia en Simpático y Parasimpático.

El hipotálamo es el centro encefálico fundamental en la comunicación que se establece entre el sistema inmune, el SN y el sistema endocrino, integrando las respuestas de estos sistemas. Las respuestas del sistema inmune liberan sustancias químicas que regulan las interacciones que tienen lugar entre ellas para actuar de forma coordinada. Estas sustancias se denominan, en función de su procedencia:

· Interleucinas: Liberadas por leucocitos.

· Linfocinas: Liberadas por los linfocitos.

· Monocinas: Liberadas por los monocitos/macrófagos.

Todas estas sustancias también son emitidas por otros tejidos del organismo, incluido el SN, llegando a adoptar el nombre genérico de citoquinas. Las citoquinas coordinan y regulan procesos fisiológicos y psicológicos.

· **Principales vías de comunicación entre el SN, el sistema endocrino y el sistema inmune**.

La activación del sistema endocrino puede modular la actividad inmune de diversas formas:

· Neurohormonas liberadas a la sangre a través de la hipófisis posterior.

· Factores liberadores hipotalámicos.

· Hormonas liberadas por la hipófisis anterior.

· Hormonas liberadas por las glándulas que se encuentran bajo control de la hipófisis.

La activación del SNA Simpático produce noradrenalina en diferentes tejidos linfoides. Las vías de comunicación usadas por las citoquinas liberadas por el sistema inmune para modular la actividad nerviosa y hormonal son diversas:

· Activación del nervio vago alcanzando estructuras encefálicas no protegidas por la barrera hematoencefálica o llegando a estructuras encefálicas que si están protegidas por la barrera mediante proteínas de membrana que las transportan desde la sangre al tejido nervioso.

· Estimular la secreción de citoquinas o de otras moléculas mediadoras (serotonina, catecolaminas, prostaglandinas, óxido nítrico). Las citoquinas también pueden influir en el funcionamiento del SN y endocrino produciendo cambios en la actividad nerviosa y hormonal. Al ser los principales mensajeros químicos, liberados por el sistema inmune, son capaces de afectar a complejos circuitos neurales implicados en la regulación de las funciones fisiológicas y conductuales. Hay receptores de citoquinas en el SN y endocrino asíí como en células secretoras de hormonas. Las citoquinas son capaces de producir cambios en los niveles de neurotransmisores y de hormonas tanto a nivel central (hipotálamo) como directamente en las glándulas[21].

Los linfocitos y los macrófagos liberan péptidos, hormonas y neurotransmisores que pueden constituir otra vía de comunicación que explique el hecho de que el sistema inmune pueda modular la actividad del SNC y SNA así como del endocrino.

· **Interacciones entre el sistema inmune y la conducta del individuo enfermo**

En su comportamiento, el paciente muestra una serie de alteraciones tendentes a la supervivencia del organismo que bien pueden estar inducidas por las citoquinas liberadas por las células inmunitarias mediante su efecto en el SNC.

Durante la enfermedad las citoquinas actúan como señales endógenas en el SNC para activar las estructuras implicadas en la regulación tanto de los componentes fisiológicos de la enfermedad como de los subjetivos y conductuales. Al igual que diversos neuropeìptidos, hormonas y neurotransmisores, las citoquinas participan en la regulación de las funciones adaptativas del organismo integrándolas en el sistema límbico y el hipotálamo.

· **Modulación conductual de la función inmune**

Se plantea el uso de la inmunosupresión condicionada, que parece afectar especialmente a las respuestas de los linfocitos T, para inhibir la actividad del sistema inmune en las enfermedades autoinmunes y se han comprobado modificaciones en las respuestas del sistema inmune en algunos trastornos psicopatológicos.

Los estados afectivos o emocionales tienen la capacidad de influir en el estado funcional del sistema inmune por sus vínculos con el sistema límbico. El papel de los factores psicológicos y sociales puede ser crucial en la progresión o remisión de algunas enfermedades como, por ejemplo, el cáncer.

· **Las respuestas del organismo ante el estrés**

Es importante destacar que una misma situación puede ser estresante para un individuo y no serlo para otro. El factor determinante es la apreciación que el sujeto hace del contexto y no de la situación en si misma.

El estrés activa el "eje hipotalámico–hipofisiario–adrenal" (HHA) (fig. 6) elevando los niveles de determinadas hormonas y activando el SNA Simpático que libera catecolaminas. Los glucocorticoides constituyen uno de los principales

---

[21] H.O. Besedovsky, A. del Rey, H. Klusman, H. Furukawa, G. Monge Arditi, A. Kabiersch: *Cytokines as modulators of the hypothalamus–pituitary–adrenal axis*. J Steroid Biochem Molec Biol, 40 (1975).

mecanismos mediadores de la inmunosupresión producida por estrés al igual que las catecolaminas libradas por la médula adrenal. Si el estrés persiste, el individuo se inmunodeprime y los efectos inmunosupresores afectan tanto a la respuesta innata como a la adaptativa dejando al organismo vulnerable frente a las enfermedades.

La activación del eje HHA parece constituir un mecanismo de regulación de la función inmune por parte del SN para evitar que una excesiva *aceleración* del sistema inmune ponga en peligro la homeostasis del cuerpo.

Las situaciones percibidas como estresantes pueden producir cambios en la actividad del SNA y del sistema endocrino, que constituyen, a su vez, dos importantes vías de comunicación con el sistema inmune.

La función central del sistema inmunitario consiste en su capacidad de reconocimiento y mantenimiento de la integridad biológica del organismo como unidad (*tolerancia*) y su defensa frente a agresiones externas en forma de patógenos y toxinas. Este equilibrio entre inmunidad y tolerancia se describe como **homeostasis inmunológica**. Los **procesos interactuantes psico–neuro–endocrino–inmunológicos** conforman el marco real de un funcionamiento integrado en un **metasistema** imposible de diseccionar si se quiere entender cómo funciona realmente el sistema inmune.

La inmunidad representa una forma de inteligencia que permite predecir la incertidumbre del entorno favoreciendo la adaptación dinámica al medio.

Veamos, con más detalle las **características del metasistema** descrito para, en capítulos siguientes, describir la *sublime alianza* establecida entre la Energía Centinela **Wèi Qì** 衛氣 y la Energía Mágico–Espiritual o Psíquica **Shén Qì** 神氣.

· PSICO–NEURO–INMUNO–ENDOCRINOLOGÍA (PNIE)[22]

"Creo sencillamente que alguna parte del alma humana no está sujeta a las leyes del espacio y del tiempo" (Carl Gustav Jung)

Como campo de conocimiento presenta un desarrollo reciente. Durante mucho tiempo se creyó que el sistema inmunitario era un sistema exclusivamente autorregulado. La PNIE trabaja dentro de un marco interdisciplinar que

[22] Heinze G.: *Mente–cerebro: sus señales y su repercusión en el sistema inmunológico*. Salud Mental, 24 (2001). / Klinger JC y col.: *La psiconeuroinmunología en el proceso salud enfermedad*. Colombia Médica, 2 (2005).

aglutina diversas especialidades: psicología, psiquiatría, medicina del comportamiento, neurociencia, fisiología, farmacología, biología molecular, enfermedades infecciosas, endocrinología, inmunología y reumatología. El psiquiatra **George F. Solomon**, la define como: *"un campo científico interdisciplinar que se dedica al estudio e investigación de los mecanismos de interacción y comunicación entre el cerebro (mente/conducta) y los sistemas responsables del mantenimiento homeostático del organismo, los sistemas: nervioso (central y autónomo), inmunológico y neuroendocrino, así como sus implicaciones clínicas".*

A mediados del siglo XIX, **Claude Bernard**, fisiólogo francés, dedujo un "medio interno" para referirse al medio ambiente en el interior del cuerpo humano y **Louis Pasteur** encuentra que los pollos sometidos a estímulos aversivos eran más susceptibles a la infección por ántrax. En el siglo XX, **Walter Cannon**, profesor de fisiología de la Universidad de Harvard, estudió los efectos de las emociones en el sistema nervioso autónomo y acuñó el término 'Homeostasis' en su libro *"The wisdom of the body"* ("La sabiduría del cuerpo"). En 1940, **Hans Selye**, investigador en la Universidad de Montreal, descubre el "Síndrome de Adaptación General", caracterizado por un agrandamiento de las glándulas adrenales, atrofia del timo, bazo y otras glándulas linfáticas y ulceraciones gástricas. Sus experimentos se consideran fundacionales para el conocimiento de los glucocorticoides. En las décadas de los 50 y 60 se desarrollaron numerosos experimentos de los que se dedujo que el estrés podría afectar a la inmunidad. Entre ellos, se encuentran los experimentos de **George F. Solomon**, profesor de Psiquiatría de la Universidad de California que proporcionó evidencia experimental directa de que, en presencia de 'tensión' los roedores reducían sus anticuerpos.

En 1975 se acuña el término psiconeuroinmunología, como resultado de un experimento realizado en la Universidad de Rochester por **Robert Ader** (psicólogo) y **Nicholas Cohen** (inmunólogo). Ambos demostraron que produciendo una señal aversiva a través del sistema nervioso se condicionaba las respuestas del sistema inmune. En 1977, **H. Besedovsky** y **E. Sorkin** observaron que la activación inmune (estimulación antígena) desencadenaba una conducta inmunológica del "eje hipotalámico–hipofisario–adrenal" (HHA) demostrando la relación entre cerebro y sistema inmunológico. Posteriormente, en 1981, **David Felten** de la Universidad de Indiana, descubrió que una red de nervios llegaba a los vasos sanguíneos y al sistema inmune aportando las primeras pruebas de la interacción entre sistema nervioso e inmune. En el mismo año, **Ader**, **Cohen** y **Felten**, publican el libro *"Psychoneuroim-*

munology", que detalla las íntimas relaciones entre cerebro y sistema inmune como un único sistema integrado de defensa. En 1985, el investigador **J. E. Blalock**, descubrió un circuito bidireccional entre el sistema inmune y el sistema endocrino. En las décadas de los 70 y 80, la neurofarmacóloga **Candace Pert** descubre que los neuropéptidos se encuentran en las membranas celulares tanto en el cerebro como en el sistema inmunitario sugiriendo la **estrecha relación entre las emociones y el sistema inmunológico**. En 1985, de la recopilación de una serie de trabajos históricos, se crea la "Fundación Científica de la Psiconeuroinmunología" que edita el libro *"Foundations of Psychoneuroimmunology"*.

No sólo las emociones inciden en las respuestas físicas y fisiológicas, el *circuito* también funciona al contrario. Según **Paul Ekman**, profesor de psiquiatría de la Universidad de California: ***"Sabíamos que cuando uno experimenta una emoción, la misma se refleja en su cara. Ahora se ha descubierto que lo contrario también es verdad. Uno siente lo que muestra en su cara"***. Por ejemplo, fruncir el ceño activa la secreción de hormonas del estrés que inhiben el sistema inmune y provocan ansiedad y depresión. Por el contrario, sonreír reduce dicha secreción e incrementa la producción de endorfinas y de linfocitos T potenciando la inmunidad[23].

Las enfermedades son, a menudo, el destino final de las deterioradas interacciones entre los sistemas nervioso, endocrino e inmunitario. Los procesos infecciosos, **el cáncer y las enfermedades autoinmunes**, objeto de este libro, son un buen ejemplo de ello. Ya en el año 400 a. C. **Hipócrates** hizo popular el lema *"mente sana en cuerpo sano"*. Desde tiempos inmemoriales se ha observado la asociación entre situaciones de estrés físico y psicológico con la génesis de enfermedades, sobre todo infecciones.

Actualmente se admite que las reciprocidades entre el sistema nervioso central y el organismo son dinámicas. Existen sustancias que, partiendo del sistema inmunitario, son capaces de alterar las funciones psicológicas y neurológicas, actuando tanto a nivel central como periférico. Las citoquinas tienen la capacidad de alterar la actividad neuronal influyendo en los distintos procesos bio–psicológicos.

Recientes estudios permiten sintetizar **algunas conclusiones**:

· Las células del sistema inmunitario expresan receptores para numerosas moléculas reguladas por el sistema nervioso central: receptores adrenérgicos, dopaminérgicos, histaminérgicos y serotonérgicos entre otros.

---

[23] Shimoff, M. Kline, C.: *Feliz porque sí*. Urano, 2008.

· Identificación de fibras del sistema nervioso central en los tejidos linfáticos.

· Interconexión entre el sistema inmunitario y sistema nervioso central: los procesos de aprendizaje influyen en el comportamiento inmunitario bien potenciándolo o inhibiéndolo. Neurotransmisores (sistema nervioso), hormonas (sistema endocrino) y citoquinas (sistema inmune) se comunican con un lenguaje bioquímico y, según expondremos, con **metáforas energético–vibracionales**.

El miedo, la cólera, la depresión, la indefensión, la desesperanza… son *inputs* negativos que accionan diversos mecanismos, entre ellos el eje formado por el hipotálamo, la hipófisis y las glándulas suprarrenales (HHA). Su activación puede suprimir o reducir la respuesta del sistema inmunitario permitiendo que se desarrollen cuadros patológicos de diversa naturaleza.

Ya la **medicina china describía estados emocionales *hirientes* para la fisiología de los órganos** (ahondaremos sobre ello en capítulo aparte):

· El Miedo hiere al Riñón.
· La Ira, al Hígado.
· La Tristeza, al Corazón.
· La Obsesión, al Bazo.
· La Melancolía, al Pulmón.

Avalamos la idea de que las enfermedades dependen tanto del agente agresor (bacterias, virus, agentes carcinógenos), como del organismo agredido (características genéticas, nerviosas, endocrinas, **emocionales**, inmunológicas y psicosociales). Esta concepción ofrece una novedosa perspectiva que permite plantear los métodos terapéuticos atendiendo al factor psicológico tanto como apoyo a un tratamiento como, incluso, preventivo de la enfermedad.

El **ESTRÉS** citado en párrafos anteriores puede ser de diversa etiología:

· Físico (trauma, cirugía, quemaduras, infección…).
· Psicológico (problemas interpersonales, estados afectivos, disgustos…).
· Metabólico (hemorragias, deshidratación, hipoglucemia, cetoacidosis).
· Farmacológico (drogas legales o ilegales).

A su vez, se diferencia en.

· **EUSTRÉS** (del griego *'eu'*, "bueno"): Cumple una función adaptativa en la que su respuesta, de alta intensidad, es proporcional al estímulo que la provoca. Aumenta el rendimiento y motiva sin efectos secundarios.

· **DISTRÉS** (del griego *'dys'*, "malo"): Respuesta excesiva e inadecuada a las demandas del estímulo causante. *Enmascarado* en baja intensidad, se perpetúa tendiendo a la cronicidad. Ocasiona desequilibrios y agotamiento.

En la **respuesta al estrés** se distinguen tres fases: **alarma o catabólica resistencia o anabólica, adaptación y agotamiento o extenuación** (fig.7). En la fase de **Alarma**, ante un estímulo psíquico o físico, se produce una evaluación cognitiva del sujeto generando una respuesta emocional y defensiva. El estresor desencadena la estimulación del hipotálamo que a su vez estimula al SNS y a la médula suprarrenal. La fase de **Resistencia** se produce cuando la estimulación provoca la respuesta de la hipófisis anterior y la corteza adrenal. Pasado un tiempo suele producirse una adaptación del organismo pero si el estímulo es muy agudo o se mantiene en el tiempo (*distress*) se llega a la tercera fase o **Agotamiento** en la que se pueden producir efectos indeseables en forma de disfunciones psíquicas o físicas. En las respuestas de "lucha o huida" las hormonas del estrés inhiben la actuación del Sistema Inmunológico al objeto de conservar reservas energéticas. Estas hormonas también inhiben las células NK. Así mismo, las hormonas del estrés frenan la actividad de la mente consciente e incrementan los reflejos instintivos.

Las experiencias traumáticas previas influyen en la tolerancia y adaptación al estrés.

Los estudios sobre los efectos del estrés sugieren que puede alterar el sistema inmunitario dando lugar a procesos alérgicos, infecciosos, oncológicos o autoinmunes. En las etapas fetal, perinatal y vejez la interacción estrés–inmunidad adquiere una mayor importancia. Un *estresante* afecta al sistema inmunitario de dos maneras:

· Influye en la respuesta local frente a un agente patógeno.

· Altera la propia respuesta celular.

En pacientes politraumatizados y críticos, la secreción de citoquinas fluctúa desde un estado de predominio proinflamatorio. La interacción entre citoquinas proinflamatorias y antiinflamatorias condiciona las disfunciones inmunitarias y el pronóstico del paciente. El exceso de citoquinas proinflamatorias provoca insuficiencia respiratoria aguda y fallo multisistémico orgánico. Por el contrario, la deficiencia de las citadas citoquinas, junto con un exceso de las antiinflamatorias, predice una situación de inmunodeficiencia celular grave.

El estrés intenso, físico y/o psíquico, altera el sistema inmunitario:

· Favorece el desarrollo de infecciones oportunistas por inmunodeficiencia: Induce una inmunodesviación de las citoquinas, proceso que parece influir en la evolución de las enfermedades infecciosas.

· Beneficia el desarrollo de cuadros inflamatorios agudos, por la alteración de las citoquinas.

· Apoya el desarrollo de enfermedades como el Alzheimer, las patologías autoinmunes y el cáncer. El efecto del estrés en los **procesos autoinmunes** es complejo. Puede exacerbar el cuadro clínico o mejorarlo. Los **estados depresivos** se han asociado con la génesis y evolución de **procesos tumorales**[24]. Es sabido que el estrés favorece el desarrollo de neoplasias debido a las alteraciones inmunorreguladoras que afectan a los mecanismos de reparación del ADN. En relación con los trastornos neuro–psiquiátricos, las citoquinas parecen desempeñar un importante papel en la **esquizofrenia** y la enfermedad de **Alzheimer**. La depresión provoca una notable disminución en la actividad de las células natural killer (NK) con la consabida disminución de la inmunovigilancia antitumoral. En los enfermos deprimidos se trastorna la secreción de cortisol, sustancia que desempeña un importante papel en el funcionamiento del sistema inmunitario.

· Facilita la reactivación viral como consecuencia de un estrés intenso crónico y agudo.

Existen dos grandes grupos de *Estresores* cuyas manifestaciones abarcan tanto el nivel físico como el psico–compotamental.

· **Promovidos por "imperativos internos"**:
Autoexigencia, perfeccionismo, rigidez y necesidad de control.

· **Causados por "demandas externas"**: Exigidas por el medio.

En ambos casos, si no se recupera un adecuado nivel homeostático, el organismo podría entrar en una fase de **cronificación** manifestando las consecuencias de la fase de agotamiento.La permanencia por largos periodos de tiempo de una **elevada tasa de cortisol** (hormona del estrés) en el cuerpo acaba provocando efectos nocivos.

Veamos algunos ejemplos:

·**Manifestaciones físicas**
- · Cansancio y fatiga.
- · Dolores de cabeza, de espalda y de estómago.
- · Colon irritable.
- · Aumento o disminución del apetito.
- · Bruxismo (tensión de mandíbulas).
- · Taquicardia o palpitaciones fuertes.
- · Dificultades para dormir (somnolencia, insomnio, pesadillas).
- · Resfriados frecuentes (bajada del sistema inmune).

---

[24] Consúltese Toty de Naverán: *Herederos del Tiempo. La Enfermedad Tumoral en Medicina China.* Miraguano Ediciones, 2024.

· Elevada presión sanguínea.
· Alta tasa de azúcar en sangre.
· Incremento de las enfermedades cardiovasculares.
· Disminución de la capacidad de recuperación celular.
· Aceleración del envejecimiento.
· Cicatrización lenta de las heridas.
· Deterioro de la capacidad de reparación ósea.
· Mengua de la concentración en sangre de células inmunitarias.
· Reducción del número de anticuerpos.
· Aumento de muerte en células cerebrales.
· Descenso de la masa muscular.
· Menor reparación celular de la piel.
· Agregación del depósito de grasa en cintura y caderas.
· Agravamiento de la posibilidad de contraer osteoporosis.

·**Manifestaciones psicológicas y emocionales**

· Inquietud e hiperactividad.
· Alteraciones de la memoria (olvidos frecuentes), del aprendizaje y de la concentración.
· Irritabilidad frecuente.
· Tristeza, apatía,ansiedad, angustia.
· Llanto frecuente.
· Dificultades para pensar (*quedarse en blanco*).
· Temor a no poder cumplir con las obligaciones.
· Baja motivación para actividades.

· **Manifestaciones conductuales**

· Dificultad para 'estarse quieto'.
· Frecuente tendencia a discutir.
· Retraimiento.
· Necesidad de automedicarse.
· Preferir otras tareas a las encomendadas.
· Aumento del consumo de café y tabaco.
· Solicitar Bajas Laborables.
· Procastinar[25].

---

[25] **Procastinación** (del latín *procrastinare*: *'pro'*, adelante, y *'crastinus'*, mañana): *"Hábito de retrasar actividades o situaciones, que deben atenderse, sustituyéndolas por otras más irrelevantes o agradables por temor a afrontarlas o pereza".*

Todas estas alteraciones físico–psico–conductuales, relacionadas con el mantenimiento de altos niveles de estrés, suponen el 80% de las consultas médicas.

El **estrés**, la **ansiedad** y la **angustia**, junto con factores psicosociales estresantes (luto, separación o divorcio, paro, exámenes académicos…) son definitorios a la hora de contemplar las interrelaciones entre los distintos sistemas del organismo. Entre los estudios señalados destacan *estresores* relacionados con:

· **El Luto**: Existe una mayor frecuencia de enfermedades durante el año siguiente a la muerte del cónyuge.

· **La Separación o el divorcio**: Tanto las mujeres como los hombres muestran menor inmunidad celular que los casados y menor porcentaje de células NK.

· **El Paro de larga duración**: Mayor frecuencia de enfermedades y menor respuesta linfocitaria así como alteraciones en los porcentajes de linfocitos T y B.

· **Los Exámenes académicos**: La inmunidad en los periodos de exámenes sufre una disminución de linfocitos T auxiliadores, menor actividad de las células NK y de interferón.

El **Síndrome de Fatiga Crónica** (SFC) podría ser un buen ejemplo de la **Fase de Agotamiento** de la respuesta al estrés. Perdida la capacidad para afrontar situaciones estresantes, el cuerpo se *derrumba* perdiendo su adaptación al medio y trastornando su sistema inmune. En esta línea trabaja el investigador y farmacéutico **José Luis Rivas** y su equipo: *"Las diferencias observadas en algunas de las subpoblaciones de células T y NK entre pacientes y controles sanos podrían definir un perfil inmunológico distinto que pueda ayudar en el proceso de diagnóstico de pacientes con EM / SFC, contribuir al reconocimiento de la enfermedad y a la búsqueda de más tratamientos específicos"*[26]. La importancia de las **células NK** se basa en su poder de salvaguardarla defensa inmune inicial hasta que las potentes células T y B eliminen los agentes agresores. El grupo de Rivas sugiere que la activación de la respuesta al estrés a través del eje HHA y los niveles elevados de catecolaminas (norepinefrina, adrenalina) podrían ser causantes de la expansión de un subconjunto

---

[26] José Luis Rivas, Teresa Palencia, Guerau Fernández y Milagros García: *Asociación del fenotipo de células T y NK con el diagnóstico de encefalomielitis miálgica / síndrome de fatiga crónica (EM / SFC)*. Frontiers in Immunology, Volume 9 – 2018.

de células NK potencialmente autoinmunes y con vínculos inflamatorios. En resumen, el estudio identificó **irregularidades en las NK** que podrían participar en la **autoinmunidad** y desregular otras partes del sistema inmune.

Como en el descrito **mito de Caín y Abel**, en su fratricida contienda, la **enfermedad autoinmune** es una severa alteración causada por el propio sistema inmunitario que, de manera enigmática, ataca las células del propio organismo. El sistema de defensa, paradójicamente, se convierte en agresor destruyendo a los propios órganos y tejidos sanos en lugar de salvaguardarlos. Se han identificado más de ochenta enfermedades autoinmunitarias agrupadas en dos bloques:

· **Sistémicas** (no órgano–específicas): Cuando los anticuerpos atacan antígenos no específicos en más de un órgano. Destacamos:

· Artritis reumatoide.
· Artritis reactiva.
· Algunas dermatitis.
· Enfermedad celíaca.
· Enfermedad de Behēet.
· Enfermedad de Whipple.
· Esclerodermia.
· Esclerosis lateral amiotrófica (ELA).
· Esclerosis múltiple (EM) y su variedad enfermedad de Devic.
· Síndrome de Hughes–Stovin.
· Espondilo artropatía.
· Fibromialgia.
· Fiebre reumática.
· Granulomatosis de Wegener.
· Lupus eritematoso sistémico.
· Síndrome antifosfolípido o de Hughes.
· Policondritis recidivante.
· Polimiositis y dermatomiositis.
· Polirradiculoneuropatía desmielinizante inflamatoria crónica.
· Psoriasis.
· Púrpura trombocitopénica inmune.
· Sarcoidosis.
· Síndrome de fatiga crónica.
· Síndrome de Guillain–Barré.
· Síndrome de Sjögren.
· Vasculitis sistémica.
· Vitíligo.

· **Locales** (órgano–específicas): Pueden ser de carácter endocrino (diabetes mellitus tipo 1, enfermedad de Addison, tiroiditis de Hashimoto...), dermatológico (pénfigo vulgar), o hematológico (anemia hemolítica autoinmunitaria). Agreden un tejido en particular. Sobresalen:

· Anemia perniciosa.
· Gastritis atrófica.
· Cirrosis biliar primaria.
· Colangitis esclerosante primaria.
· Colitis microscópica.
· Colitis linfocítica.
· Colitis ulcerosa.
· Diabetes mellitus tipo 1.
· Enfermedad de Crohn.
· Enfermedad de Graves.
· Hepatitis autoinmune.
· Miastenia de Lambert–Eaton.
· Mastitis granulomatosa idiopática.
· Miastenia gravis.
· Mixedema primario.
· Narcolepsia.
· Neuropatías.
· Oftalmía simpática.
· Pénfigo vulgar.
· Síndrome de Goodpasture.
· Síndrome de Miller Fisher.
· Tiroiditis de Hashimoto.
· Uveítis.

En general, se acepta que los **síndromes autoinmunes** dependen de la **interacción entre los factores ambientales y los genes de susceptibilidad específicos**. El desencadenante ambiental cobra protagonismo afectando al progreso y pronóstico del síndrome. La teoría actual es que los antígenos absorbidos por el intestino pueden estar involucrados. Esto se debe a que la permeabilidad intestinal permite el paso de antígenos desde el intestino a la sangre provocando una respuesta inmunitaria. El aumento de la permeabilidad intestinal suele aparecer antes del debut de la enfermedad.

Un denominador común es la presencia de procesos preexistentes que provocan la respuesta autoinmune:

· **El primero**: Susceptibilidad genética del sistema inmunitario al reconocer, e interpretar de un modo potencialmente erróneo, un antígeno ambiental presentado dentro del tubo digestivo.

· **El segundo**: Tras su paso a través de la barrera intestinal (interactúa con el entorno) el antígeno debe ser presentado al sistema inmunitario. Normalmente es bloqueado cuando la barrera funciona en modo correcto. Cuando la permeabilidad intestinal está aumentada (dañada), la barrera pierde su función protectora y pasan al torrente sanguíneo moléculas que provocan reacciones inmunitarias[27]. Los dos factores más potentes que provocan aumento de la permeabilidad intestinal son ciertas bacterias intestinales y la gliadina (principal fracción tóxica del gluten) independientemente de la predisposición genética. Otras posibles causas son la exposición a la radiación y la quimioterapia.

Además de una predisposición genética y la exposición al factor ambiental desencadenante, el tercer elemento clave necesario para desarrollar la autoinmunidad es la **pérdida de la función protectora de las barreras mucosas**, principalmente la barrera intestinal y la mucosa pulmonar que crean una superficie de interacción con el entorno.La comunicación errónea entre la inmunidad innata y la adquirida es un buen caldo de cultivo para estas enfermedades. *Alimentar* el proceso de la enfermedad requierede la estimulación continua de **antígenos ambientales**. Si esto es así, la respuesta autoinmune podría ser detenida y, ¿por qué no?, trocada si se elimina el desencadenante.Toda esperanza apunta a nuevas hipótesis sobre las causas que provocan el desarrollo de estas patologías que, una vez instauradas, no se perpetúan a sí mismas sino que pueden ser moduladas, o incluso detenidas, modificando la interacción continua entre los genes y el entorno.

La **maltratada función protectora de la barrera mucosa intestinal** sufre agresiones que impiden su correcta labor. El evento de **"Madrid Fusión Alimentos de España"** (IFEMA 2024) reconoce, sin pudor alguno, los dañinos productos utilizados por los chef en la industria alimenticia. Citemos los más conocidos:

· **Glutamato monosódico**: El potenciador del sabor más popular. Su efecto en el cerebro fomenta sistemas de recompensa que buscan generar adicción a un determinado sabor o textura. En otras palabras, logra cierto control de las emociones.

· **Guanilato disódico** (E627): Aumenta la acción del glutamato. Evita la sensación de saciedad. Entre sus posibles efectos adversos se reporta dolor abdominal, náuseas, vómitos, diarrea, aumento de peso…

---

[27] Fasano, A.: *Zonulin and its regulation of intestinal barrier function: the biological door to inflammation, autoimmunity, and cancer*. Physiol Rev 91 (1).

· **5'–ribonucleotidos disódicos** (E635): Potenciadores del sabor. Actúan en sinergia con el glutamato. Su ingestión se asocia a erupciones cutáneas.

Nos preguntamos, **¿Es legal poner en los platos? La respuesta es 'Sí' según la normativa aplicable en industria (UE 1169/2011)**. Más aún, la alta cocina, según "Foot Idea Lab", puede aplicar:

· **Triptófanos**: Provocan sensación de saciedad y felicidad. El secreto es unirlos a azúcares que generan **insulina** convirtiendo el *bocado* en algo **serotoninérgico** con la consabida sensación reconfortante.

· **Mircenos (terpenos del cannabis)**: Tienen la capacidad de aumentar el apetito, la motilidad intestinal y la estimulación olfativa. Son ansiolíticos, analgésicos, influyen en el aprendizaje y en la respuesta inflamatoria.

Siendo que todos ellos, y muchos más, están presentes en los alimentos que ingerimos a diario no es de extrañar el aumento de intolerancias alimenticias. Tampoco sorprende que, dado que las mucosas son la primera línea defensiva del organismo (inmunidad innata), sobrecargada la barrera intestinal estos ingredientes perjudiciales supongan un factor epigenético significativo a la hora de entender los desajustes del sistema inmunitario[28].

Debemos tener muy presente el sabio mensaje del **refranero** al advertir que *"la mejor medicina será siempre la cocina"* aunque, visto el panorama más bien deberíamos alertarnos porque, *"de lo que se come se cría"*...

A pesar de haber declinado introducir conceptos de la medicina china en estos densos párrafos, dada la importancia de la permeabilidad intestinal, no podemos por menos que hacer un pequeño paréntesis para describir brevemente los **intensos vínculos que se establecen entre el Corazón** 心 *xin* y el **Intestino Delgado** 小腸 *xiaochang* (ahondaremos en ello). La relación entre Corazón e Intestino Delgado tiene fundamentos anatómicos y energéticos en medicina china.

· En **histología** cada vellosidad intestinal alberga una arteriola, una vénula, un vaso quilífero y un nervio. El "Canon de las Dificultades" (**Nan Jing** 難經) nombra al Intestino Delgado, por ser un órgano muy vascularizado, "Intestino Rojo", color atribuido al Reino del Fuego (Xing Huo 行火) al que también pertenece el Corazón.

· En **embriología** Corazón e Intestino Delgado se forman en el mismo movimiento, entre la tercera y cuarta semanas, cuando se define el intestino primitivo y se unen los 2 tubos cardíacos.

---

[28] Las **placas de Peyer** son cúmulos de tejido linfático que recubren interiormente las paredes del intestino delgado, constituidos por células sensibilizadas y especializadas en identificar los antígenos asociados a los alimentos que pasan a lo largo del tracto digestivo. Al contener macrófagos, destruyen tanto bacterias como microorganismos nocivos para el cuerpo.

En el **tándem Intestino Delgado–Corazón**, el primero actúa como el *catador oficial* que prueba y desecha la comida contaminada. En su labor psíquica, es quien se encarga de *digerir* emociones que podrían afectar al Corazón, morada del Shen 神. En medicina china suele decirse que, *"cuando un shock emocional o una enfermedad afecta al Intestino Delgado sin afligir al Corazón, es de buen pronóstico la patología"* (fig. 8).

Subrayamos la **importancia del Shen** que puede, por derecho propio, compartir los postulados de la Psico–Neuro–Inmuno–Endocrinología (PNIE) en el desarrollo de los procesos autoinmunes.

Tras este breve inciso retomamos la ortodoxia occidental para describir los mecanismos genéticos de la autoinmunidad.

· GENÉTICA DE LA AUTOINMUNIDAD

"No hay gen para el espíritu humano" (película Gattaca[29])

El **Dr. Yehuda Shoenfeld**, destacada figura en el campo de la autoinmunidad, describe un "modelo mosaico" que divide la multifactorialidad causante de estas enfermedades en cuatro grupos (fig. 9):

· **Genes**: Todas la Enfermedades Autoinmunes tienen una base genética pero el hecho de tener esa predisposición no es determinante.

· **Alteraciones**: Algún tipo de anomalía en el sistema inmune. El más común es la deficiencia de Inmunoglobulina A (IgA) en la mucosa del tracto gastrointestinal o respiratorio (la deficiencia de IgA permite la entrada de sustancias externas en el cuerpo).

· **Hormonas**: Sus alteraciones provocan que el sistema inmune trabaje con una mayor actividad.

· **Ambiente**: Infecciones bacterianas, víricas y parasitarias. Los químicos (aluminio, mercurio) y el **estrés emocional**.

Según este experto *"cuanto más entendemos las enfermedades autoinmunes, más patologías no consideradas previamente como tales, ahora se les descubre un origen autoinmune"* y añade, *"estas enfermedades multifactoriales necesitan de un factor ambiental para desarrollar una enfermedad más allá de la carga genética"*. Cuatro teselas que son el germen del desafortunado mosaico autoinmune.

Para muchos autores, el desarrollo de la autoinmunidad puede estar influido por **polimorfismos heredados**. Así lo manifiestan el profesor de medicina **John**

---

[29] **Gattaca** describe una sociedad en la que impera un determinismo genético en el que el ser humano sólo podrá ser lo que la ciencia haya decidido.

D. Rioux y el patólogo **Abul K. Abbas**: *"Algunas personas heredan una combinación de secuencias genéticas desafortunadas tales que la exposición a un detonador externo causa el vuelco de la respuesta inmune hacia los propios tejidos"*. El conocimiento de estos polimorfismos permitiría entender las causas para una mejor estrategia terapéutica.

Se contemplan varios **mecanismos**:

· Aumento en la expresión de moléculas coestimuladoras.

· Lesiones tisulares que pueden generar neoantígenos o liberación de antígenos secuestrados.

· Reacción cruzada de antígenos microbianos y autoantígenos (mimetismo molecular).

· Activación policlonal de linfocitos B.

La autoinmunidad, según vamos viendo, es una **respuesta contra antígenos propios** mediada por las células del sistema inmune adaptativo (linfocitos T y B) si bien participan también células y moléculas del innato. Este grupo de enfermedades autoinmunes se describen como crónicas y progresivas. La persistencia del antígeno, de las células T y B memoria específicas de los mismos y los mecanismos inflamatorios son los factores que perpetúan la enfermedad. Responder a los antígenos propios no siempre resulta lesivo sino que es esencial a la hora de reconocer y neutralizar **células tumorales**.

A nivel central, en el organismo se generan linfocitos T y B autorreactivos que viajan hacia la periferia; sin embargo, sólo unos pocos desarrollan una enfermedad autoinmune porque existen mecanismos reguladores que mantienen la tolerancia a lo propio[30]. El debut de una enfermedad autoinmune supone el fracaso de estos mecanismos.

La **Tolerancia Inmunitaria** es indispensable para el control de la **autorreactividad**. Las *maquinarias* que utiliza se agrupan en:

· **Tolerancia Central**: Elimina precursores de las células T y B autorreactivos en los órganos linfoides primarios (timo y médula ósea, respectivamente) en un proceso de "selección negativa". Existe una subpoblación de células B conocida como células Breg (reguladoras) que contribuye al mantenimiento de la tolerancia. En presencia de Breg, las células dendríticas (DC) disminuyen su capacidad de presentación antigénica.

· **Tolerancia Periférica**: Inducción de tolerancia que tiene lugar fuera de los órganos linfoides primarios y afecta a los linfocitos T y B maduros. Existen

---

[30] Bluestone JA.: *Mechanisms of tolerance*. Immunol Rev. 2011; 241(1). / Rosenblum MD, Remedios KA, Abbas AK.: *Mechanisms of human autoimmunity*. J Clin Invest. 2015;125(6).

muchos más puntos de control en la tolerancia periférica que en la central. Cuando el antígeno es *invisible* al sistema inmune se denomina tolerancia por "ignorancia inmunológica". Esta *ignorancia* puede ocurrir cuando el antígeno es *secuestrado* en un órgano avascular ("confinamiento histológico") o cuando se halle en el interior celular ("confinamiento celular").

Existen **mecanismos activos** de tolerancia periférica que operan después del reconocimiento del antígeno:

· Eliminación de la célula autorreactiva por apoptosis.

· Inducción de un estado de no respuesta funcional o anergia.

· Autofagia: Proceso celular homeostático en el que las células controlan su biomasa citoplasmática. En los humanos, la autofagia está implicada en muchos estados de salud y enfermedad, incluyendo el cáncer y los procesos neurodegenerativos. Pongamos algunos ejemplos. Ante la ausencia de apoptosis, la autofagia es inducida para prevenir la inflamación que provoca la necrosis en un microambiente tumoral con moléculas de estrés. Además, se han encontrado alteraciones en la autofagia de los linfocitos T en muchas enfermedades autoinmunes (lupus eritematoso sistémico (LES) y artritis reumatoide).

La supresión de las respuestas inmunes no deseadas es tan importante que hay mecanismos adicionales de tolerancia periférica para ello, entre los que se incluye la supresión activa de las células T autorreactivas por Treg.

· **Tolerancia Mediada por Células Treg** (reguladoras): Las Treg se originan a nivel central pero actúan en periferia reconociendo antígenos propios y regulándolos negativamente. La tolerancia debida a los linfocitos T es de mayor alcance que la de las células B. Las Treg son actores principales en la homeostasis entre la respuesta inmune y la tolerancia inmunológica. La manipulación clínica de las Treg está siendo investigada en trasplantes, terapia antitumoral y autoinmunidad. La característica central de las células Treg es su función supresora.

Existen algunos defectos en **genes individuales** que conducen a la autoinmunidad. Suelen heredarse de manera autosómica dominante. Un ejemplo es el **gen AIRE** (*autoimmuneregulator*) situado en el cromosoma 21, esencial en los mecanismos de tolerancia central. Existen otros daños monogénicos causantes de autoinmunidad como el gen **FoxP3**, en el cromosoma X, cuya mutación induce ausencia de Treg resultando una autoinmunidad multiorgánica. Otras mutaciones afectan a la anergia de linfocitos autorreactivos y a la función de los linfocitos Treg como pueden ser las mutaciones de CTLA–4. Se ha propuesto que el vínculo entre el **genotipo del MHC** (Complejo Mayor de Histocompatibilidad) y la enfermedad autoinmune se encuentra en la diferente capacidad de las distintas variantes alélicas de las moléculas del MHC para presentar los péptidos autoantigénicos a los linfocitos T autorreactivos. Sin embargo, el genotipo del MHC, por sí solo, no determina el desarrollo de autoinmunidad.

Al margen de los genes, la similitud estructural entre proteínas propias y de microorganismos también puede desencadenar una respuesta autoinmune. El mimetismo molecular se produce cuando los patógenos imitan moléculas del huésped para beneficiarse de la tolerancia a antígenos propios y eludir la respuesta inmune. Por último, el **microbioma intestinal y cutáneo** puede influir en el desarrollo de dichas enfermedades. Las alteraciones en los tejidos causadas por la **inflamación** también pueden provocar la exposición de antígenos propios que normalmente están ocultos al sistema inmunitario.

Tras este recorrido por algunas de las posibles causas genéticas de la autoinmunidad hemos de reconocer la importancia de las **células reguladoras Treg y Breg** como **actores cardinales** dentro del elenco que pone en escena estas patologías. Las células T reguladoras participan del equilibrio inmune convirtiéndose en blanco terapéutico en el control de la respuesta inflamatoria, los fenómenos infecciosos y los autoinmunes. Se han identificado varios subtipos de Treg con diferentes marcadores celulares y roles en respuestas inflamatorias diferentes.

Zhiduo Liu (University of the Chinese Academy of Sciences) sugiere que *"la activación de las células T efectoras autorreactivas es un evento muy frecuente que aparentemente lleva al borde de la enfermedad autoinmune pero que el rápido reclutamiento de células Treg en nichos funcionales que contienen células dendríticas (DC) presentadoras de autoantígenos asegura que estas moléculas endógenas se puedan tolerar"*.

Tipos de linfocitos Treg:

• **Célula Treg naturales** (nTreg o tTreg): Se originan el timo y pueden suprimir los linfocitos T CD4+, TCD8+, las células dendríticas, las NK (natural killer), los macrófagos, los linfocitos B, los mastocitos, los basófilos, y los eosinófilos.

• **Células Treg adaptativas o inducidas** (iTreg): Se producen en tejidos periféricos y se dividen a su vez en "Tr1" (suprimen la proliferación de las células TCD4+) y "Th3" (inhiben la patogénesis de células T autorreactivas). Estas células segregan citoquinas que promueven la inhibición y desactivación de la actividad inflamatoria. Las **funciones principales de las Treg** son el apagado de la respuesta inmune y la tolerancia a lo propio.

Mecanismos principales de los linfocitos Treg en la supresión de la inmunidad:

• **Citoquinas**: Secretan altas concentraciones de IL–10 y TGF–ß (potentes inhibidores de la síntesis de citoquinas proinflamatorias).

• **Citolisis** (muerte celular): Contienen vesículas con enzimas, perforinas y galectinas capaces de romper la membrana celular de otros linfocitos evitando su proliferación.

• **Modulación del microambiente**: La bioquímica del medio influye en la desactivación de la respuesta. Los linfocitos Treg producen adenosina que a su vez estimula la secreción de citoquinas antiinflamatorias y disminuye la capacidad efectora de los linfocitos B.

• **Receptores de superficie**: Suprimen la actividad de los linfocitos efectores.

A nuestro parecer y sentir, la *belleza* de estas extraordinarias células Treg junto a los innegables patrones genéticos requieren de 'algo' que los active o inhiba alterando la sana tolerancia inmunitaria. Nos estamos refiriendo a la Epigenética y sus *mágicos poderes*. Si **la genética es el Hardware** (conjunto de componentes físicos de los que está hecho el organismo), **la epigenética es el Software** (programas e instrucciones que hacen posible el funcionamiento). Los cambios epigenéticos varían con el estilo y experiencias de la vida llegando a ser heredables por la descendencia e incluso, según defendemos, susceptibles de *contagio ambiental* entre miembros de un mismo hábitat como la familia. Los genes son las piezas de un puzle y la epigenética instruye el ensamblaje (fig. 10).

La epigenética, término acuñado por **Conrad Hal Waddington**, se define como *"el estudio de los cambios estables y potencialmente heredables de la expresión y función de los genes sin alterar la secuencia del ADN estableciendo una relación entre la influencia genética y medioambiental que dan lugar a un fenotipo"* (Zulet y col, 2017).

Los **mecanismos epigenéticos** regulan el desarrollo y diferenciación de las células inmunológicas así como la activación de la respuesta inmune innata y adaptativa[31]. Sus mecanismos son:

• **Metilación del ADN**: Adición de grupos metilo al ADN. Los grupos metilo situados sobre el ADN actúan como señales de reconocimiento para ciertas enzimas que operan sobre la expresión génica. Normalmente, la metilación se asocia a una represión de la expresión génica.

---

[31] Zhao, M., Wang, Z., Yung, S., & Lu, Q. (2015): *Epigenetic dynamics in immunity and autoimmunity*. The international journal of biochemistry & cell biology, 67.

• **Modificación química de histonas**: En el interior del núcleo celular el ADN no se presenta aislado sino formando la cromatina cuyo nucleosoma es el propio ADN enrollado alrededor de ocho unidades de proteínas histonas.Las histonas pueden ser modificadas (epigenética reversible) afectando al grado de compactación del ADN en el nucleosoma y a la expresión génica.

• **ARN de interferencia**: Mecanismo epigenético por el que ciertas moléculas pequeñas de ARNs pueden silenciar la expresión de los genes.

Se conocen las estrechas relaciones existentes entre la aparición de mecanismos epigenéticos descarriados y la función inmunológica desregulada.

Un estilo de vida inadecuado y el **estrés** crónico generan numerosas patologías de la vida moderna y llevan a una *cotidianidad disfuncional*. El estrés, agudo o crónico, constituye el **Mal del siglo XXI**. El **metasistema psiconeuroinmunoendocrino** tiene estratos anatómicos y fisiológicos que forman subsistemas:

•**Subsistema neuropsicológico**

· **Sistema límbico o emocional**: Conecta al individuo con su ancestralidad. Está constituido por el hipocampo (memoria), la amígdala (responsable de la agresión), el septum (centro del orgasmo), la comisura anterior y el núcleo accumbens (recompensa, adicciones).

· **Circuito paralímbico**: Ciertas áreas de la corteza y del cerebelo (se encarga de las relaciones sociales).

· **Pineal**: Sincroniza los ritmos circadianos (cambios del ambiente). Existe la posibilidad de que haya retrasos, adelantos o desincronizaciones en dichos ritmos, muy particularmente en trastornos del estado de ánimo.

· **Sinapsis interneuronales**: Actúan con neurotransmisores.

• **Subsistema endocrino e inmune**

· **Neuro–reguladores**: Neuropéptidos hipotalámicos, periféricos y citoquinas.

· **Linfocitos**: En ocasiones operan como auténticas "hipófisis circulantes" al segregar neuropéptidos y hormonas hipotalámicas.

· **Citoquinas**: Podrían considerarse "hormonas". Segregadas a nivel paracrino local (no viajan por la sangre) trabajan de manera casi inmediata. Sus niveles sólo son importantes durante estados inflamatorios. Interactúan con el sistema nervioso central y, a través de él, con algunas hormonas.

Aunque las **células Natural Killer** (NK) son conocidas principalmente por su papel en la vigilancia contra tumores y durante las infecciones virales, a través de su actividad citotóxica se ha demostrado que tienen gran relevancia en la respuesta de los linfocitos T–cooperadores (T helper) modulando la autorreactividad entre otras funciones. Aparte de sus capacidades citotóxicas, las células NK secretan citoquinas (TNFα) e interferón gamma (IFN–γ) y quimioquinas. Hoy en día se considera que las células NK juegan un papel fundamental en el **mantenimiento de la homeostasis** y en el control de la respuesta inmune innata y adaptativa. Por un lado, promueven la inflamación y por otro, son capaces de limitar la respuesta inmune adaptativa que podría conducir a una inflamación excesiva e incluso a la **autoinmunidad**. También tienen la capacidad de detectar ligandos inducidos por estrés presentes en células transformadas (modelo de inducción de lo propio o *"induced self"*). Aún hay más, durante los últimos años se ha demostrado la existencia de subpoblaciones de células NK que tienen propiedades de memoria (recuerdan el encuentro previo con el antígeno) lo que indica su significativo papel en la inmunidad adaptativa[32].

Como puede verse, el sistema inmunológico es un complejo conjunto de factores implicados en el mantenimiento de la integridad del organismo y en la regulación de sus funciones. Sus estrategias modulan el estímulo antigénico, el estado interno de sus componentes y el **microambiente local**. Todo ello determinará la respuesta de tolerancia o de inmunidad efectora. **La función primaria básica de la respuesta inmune consiste en reconocer el antígeno extraño respetando la tolerancia frente a lo propio**. Un ejemplo excepcional en el que el sistema inmune NO reacciona frente a lo no propio es la tolerancia materna frente al embrión así como el respeto a la **microbiota** que constituye un órgano en sí mismo. Reconocer lo "no–propio" supone la previa identificación de "lo propio". Identidad celular malograda en todo proceso tumoral y autoinmune.

Francisco Varela y **Antonio Coutihno** defienden que *"la capacidad de estímulo de un antígeno no está determinada por el antígeno en sí, no viene impuesta desde el exterior sino por la interacción del antígeno con el sistema inmune en unas condiciones de entorno fisicoquímico determinadas"*. Cuestionado el factor determinista externo de la respuesta inmunológica se potencia la trascendencia de los factores internos[33].

Los factores que contribuyen al desarrollo de la autoinmunidad son la propensión génica y los desencadenantes ambientales (cambios en el microbioma del hospedador y las alteraciones epigénicas celulares). Hagamos un breve resumen que explique cómo la tolerancia frente a lo propio fracasa.

---

[32] O'Leary JG, Goodarzi M, Drayton DL, et al.:*T cell– and B cell–independent adaptive immunity mediated by natural killer cells*. Nat Immunol. 2006.

[33] A. Coutinho, A. Bandeira: *Tolerize one, tolerize them all: Tolerance is self–assertion*. Immunol Today, 10 (1989).

Anomalías inmunitarias que conducen a la autoinmunidad:

1/ Autotolerancia defectuosa. Cualquiera de los siguientes mecanismos puede contribuir al fallo de la autotolerancia:

· Defectos en la eliminación (*selección negativa*) de los linfocitos T o B.

· Número o funciones defectuosos de los linfocitos T reguladores.

· Apoptosis defectuosa de los linfocitos autorreactivos maduros.

· Función inadecuada de los receptores inhibidores.

2/ Presentación anómala de antígenos propios debidos a modificaciones enzimáticas, al estrés o a la lesión celular ("neoantígenos").

3/ La inflamación o una respuesta inmunitaria innata inicial. Las infecciones o la lesión celular pueden desencadenar reacciones inmunitarias innatas con inflamación que contribuyen al desarrollo de la enfermedad autoinmune. Las anomalías del linfocito T cooperador también pueden llevar a la producción de *autoanticuerpos*.

La inflamación, respuesta de nuestro organismo ante un daño, parece ser determinante. Es una estrategia del sistema inmune que ataca al *invasor* y promueve la reconstrucción. En condiciones normales la amenaza se elimina, la reparación finaliza y se activan procesos antiinflamatorios para minimizar el daño. Cuando este proceso se mantiene constantemente activo, el resultado es una inflamación permanente de bajo grado, crónica, silenciosa y muy peligrosa. Destacamos la importancia que los procesos inflamatorios tienen en medicina china. **Cuando la inflamación** (*yán* 炎) **persiste más allá de sus tareas reparadoras**, se provoca la Flema (*tán* 痰) **que es causa y origen de la génesis patológica de múltiples enfermedades**.

Esta **inflamación de bajo grado afecta a todo el cuerpo**:

• Lesiona el ADN.

• Desregula la homeostasis de múltiples hormonas.

• Daña órganos y tejidos.

• Deteriora el sistema cardiorrespiratorio.

• Dificulta el propio funcionamiento del sistema inmune.

• Inhibe la neurogénesis, elevando el riesgo de depresión y enfermedades neurodegenerativas.

Entre sus **promotores** encontramos:

• **La obesidad**: Cuando los adipocitos se vuelven disfuncionales alertan liberando citoquinas proinflamatorias.

• **El sedentarismo**: La falta de actividad física facilita la obesidad pero se asocia con mayor inflamación independientemente del peso.

• **La Mala dieta** (frituras, ultraprocesados, aditivos…): Perjudica la microbiota.

• **Inestabilidades de la Microbiota** (disbiosis): La mucosa intestinal se vuelve anómalamente permeable y pierde integridad. Su desequilibrio pone en alerta al sistema inmune elevando el riesgo de inflamación y cáncer.

• **Desregulación circadiana**: Al igual que la mayoría de los procesos del cuerpo, la función inmune se rige por ritmos circadianos. Su desregulación eleva los mecanismos inflamatorios que se retroalimentan. Por ejemplo, la inflamación dificulta el sueño y la falta de sueño eleva la inflamación.

• **Envejecimiento**: Algunas células dañadas por el paso del tiempo permanecen en estado senescente. Este es uno de los motivos de que la inflamación tienda a elevarse con la edad y con ella todas las enfermedades asociadas (*inflammaging*). No es un proceso inevitable. Su evolución depende más del estilo de vida que de los años. El *inflammaging* asociado al envejecimiento desajusta el equilibrio entre citoquinas pro–inflamatorias y anti–inflamatorias.

• **Estrés**: Ante una amenaza se activa el sistema nervioso simpático, responsable de la respuesta de lucha o huida como mecanismo automático de supervivencia. Sin embargo, un estrés constante, causado por factores psicoemocionales, eleva el riesgo de inflamación de bajo grado.

Hemos visto cómo los **estresores** inducen diferentes tipos de respuestas, tanto conductuales como fisiológicas. Las **respuestas conductuales** pueden disminuir el riesgo y alejar al individuo del peligro pero también pueden agravar las consecuencias fisiológicas a través de conductas autodestructivas. La **respuesta fisiológica** comienza con la activación del eje hipotálamo–hipófisis–adrenal (HHA) sometido a un ritmo circadiano, el sistema nervioso autónomo y el sistema inmune. Cuando el estímulo estresante cesa, la respuesta finaliza y el organismo regresa a su equilibrio original. Si el estresor es muy intenso, o de larga duración, se establece un nuevo equilibrio que puede ser beneficioso o perjudicial.

Ha sido ampliamente documentado el impacto negativo que el estrés tiene sobre el sistema inmune[34]. El diálogo entre ambos es permanente y su comunicación es bilateral.

La confianza en la que se basan nuestras aportaciones se enmarca en la **importancia de la epigenética** a la hora de proponer tratamientos que alienten resultados esperanzadores ante la enfermedad autoinmune.

Además de los potenciales cambios epigenéticos en la embriogénesis temprana, existen epimutaciones en la fase adulta con consecuencias en la salud física y psíquica. La alimentación, los hábitos de vida y los múltiples factores

---

[34] Fink G. 2000: **Encyclopedia of stress**. Academic Press.

ambientales pueden exponer al organismo a situaciones generadoras de cambios en el epigenoma, que podrían no ser siempre beneficiosos.

Concluimos este capítulo convencidos del alcance terapéutico que supone enfocar la labor clínica hacia *terrenos sobre–materiales* que tienden a imponer límites a toda propuesta que contemple causas más allá de los imperativos del genoma. Nunca los determinismos fueron buen equipaje de aventureros. En este sentido, **nos aventuramos a compartir nuestras reflexiones**, basadas en los conocimientos de la medicina china, y a estimular la investigación que permita fraternizar la metáfora de Caín y Abel para poner freno al fratricidio inmunológico.

"Cuando no puedas cambiar la dirección del viento, ajusta tus velas"
(H. Jackson Brown Jr.)

CAPÍTULO 2

APORTACIONES DE LA MEDICINA CHINA A LA AUTONMUNIDAD

*"La inmunidad no es solo una cuestión de salud física,
también es una cuestión de salud mental y emocional"*(Eula Biss)

En la **dinastía Ming** 明朝 (1368–1644) dio comienzo el estudio de la **Energía Nociva Latente** (Fu Qi 伏氣)[35]. Cuando abandona su estado de latencia, este tipo de energía provoca innumerables desajustes energéticos que acaban provocando **patologías de toda índole como**, por ejemplo, **enfermedades autoinmunes y cáncer**. En medicina china se considera que su despliegue responde a un proceso evolutivo que consta de cuatro *etapas hirientes* (fig. 11): Wei 衞, Qi 氣, Ying 營 y Xue 血. **La peligrosidad de Fu Qi consiste en que se *agazapa*, se oculta en la capa *Xue*, la más profunda, y cuando reaparece lo hace desde el interior manifestándose en el exterior. Mientras permanece en lo interno su actividad es de baja intensidad, haciendo posibles las deficiencias de *Yin* y la génesis de Fuego**.

Aunque en medicina china no se suele considerar la genética de las enfermedades, cabe suponer que ciertas patologías pueden ser trasmitidas a través de la Energía Esencial Jing 精 pero la **tendencia a heredar se transfiere por medio de la Energía Latente Fu Qi**. Para ello, **Fu Qi debe *dormitar* en la capa más profunda, Shaoyin** 少陰 (Corazón, Xin 心–Riñón, Shen 腎) (fig. 11).

Más allá del terreno biológico,**el trauma psíquico** también **puede ser considerado como una "Fu Qi emocional"**. Combinadas la '**Fu Qi biológica**' y la '**Fu Qi emocional**' aparecen, entre otras, las **enfermedades autoinmunes. Dado que la Energía Latente se encuentra en la capa Shaoyin, el control**

---

[35] De especial importancia son las tesis defendidas por **Roberto González** (Escuela Nacional de Medicina y Homeopatía, Instituto Politécnico Nacional, México DF / Instituto Nacional de Cancerología). R. González, J.H. Yang: *Medicina Tradicional China. El primer canon del Emperador Amarillo. El tratado clásico de la acupuntura*. Grijalbo, 1996. / R. González: *Tratado de Criopatología*. Medicina China del Frío y el Calor. Grijalbo, (1996).

y la prevención de las enfermedades que se derivan de su expresión dependerá, de manera notable, del Yin y del Yang de Riñón.

Existen **tres tipos de energías patógenas** (*San Yin Xue Shuo*):

· **Externas**, lesionan primero al Yang 陽 (Viento, Fuego, Humedad, Calor de Verano, Sequedad y Frío).

· **Internas**, las emociones que lesionan primero al Yin 陰.

· **Mixtas** derivadas de traumatismos físicos, heridas, parasitosis, estilo de vida…

El estudio de **la energía *Fu Qi* puede ayudar a comprender muchos desarrollos fisiopatológicos como las enfermedades autoinmunes**, ciertas enfermedades virales, la reactivación de patologías, el estancamiento de la sangre y las fibrosis que se desarrollan en los procesos crónicos y degenerativos.

En el **Neijing** 内經 se considera que una enfermedad no se presenta en el momento que se adquiere. Así, en el capítulo II de su primera parte "Preguntas Básicas", **Suwen** 素問, se dice: *"Si durante la primavera la energía patógena Viento penetra hasta el interior provocará, con posterioridad, diarrea intensa. Si durante el verano se es atacado por la energía patógena Calor, al llegar el otoño se padecerá una enfermedad febril tipo malaria"*. **Lo que plantea el Neijing es que la energía causante de la enfermedad puede permanecer oculta (latente) y, tiempo después, expresarse en la clínica.**

Durante la dinastía Han del Este 漢朝 (206 a. C. hasta el 220 d. C.) **Zhang Zhongjing acuña el término "Enfermedad por Energía Latente"** (*Fu Qi Zhi Bing*) aunque su enfoque no se ajusta al Neijing en cuanto al significado de "Enfermedad Latente". Desde Zhang Zhongjing hasta la dinastía Ming, las enfermedades febriles, y cuanto se relacionaba con ellas, fue *ensombrecido* por la 'criopatología' (lesiones por Frío).

Durante las dinastías Ming 明朝 y Qing 清朝 (1644 y 1912) el concepto de energía patógena externa no tenía en cuenta las epidemias. Fue **Wu Youxing** quien señala que la "energía patógena febril tiene forma" mientras que las "convencionales Viento, Frío, Humedad, Calor de Verano, Sequedad y Fuego" no la tienen. Ante 'lo febril' se puede impedir el "contagio" evitando el contacto del enfermo con el sano.

En su libro "Ensayo sobre Enfermedades Febriles", **Ye Tianshi** define la evolución de la enfermedad en cuatro etapas: Wei 衛 (Defensiva), Qi 氣 (Energética), Ying 營 (Alimenticia) y Xue 血 (Hemática) (fig. 11).

El estudio de las enfermedades febriles considera que existen diferentes tipos de energías patógenas febriles:

- Energía febril primaveral (*Chun Wen*).
- Energía febril tipo Viento (*Feng Wen*).
- Energía febril tipo Calor de Verano (*Shu Wen*).
- Energía febril latente (*Fu Wen*).
- Energía febril tipo Humedad (*Shi Wen*).
- Energía febril otoñal seca (*Qiu Cao*).
- Energía febril invernal (*Dong Wen*).
- Energía febril muy epidémica (*Wen Yi*).
- Energía febril tóxica (*Wen Du*).
- Energía febril palúdica (*Wen Nue*).

Pero fue **Wang Shixiong** (1808–1868) **quien dio forma diferencial a la teoría de la Energía Latente** en su libro "Compendio de Enfermedades Febriles Epidémicas" (*Wen Re Jing Wei*). Wang defiende que la energía latente Fu Qi de la enfermedad febril es quien permanece *agazapada* para reaparecer tras *despertar* en la capa Xue 血 *emigrando* hasta el nivel exterior Wei 衛. Esta fatídica energía puede permanecer oculta incluso durante años.

Dai Tianzhang en su libro "Ensayo Ampliado sobre Enfermedades Febriles Epidémicas" (*Guan Wen Yi Lun*) expone que **el hecho de tener una energía Fu Qi latente no excluye la invasión de otros Qi patógenos** (Xie Qi 邪氣). Su método abordaba primero a la energía latente y después a las otras.

A finales de la dinastía Qing, **Zhang Xichun** (1860–1933) en su libro "Registro de la Maravillosa Medicina" (*Yi Xue Zhong Zhong Shen Xi Lu*) dedujo que **Fu Qi se relaciona con el Fuego** debiendo ser *sitiada* mediante métodos para enfriar el Calor y sedar el Fuego.

Fu Qi 伏氣 **podría** *detectarse* **mediante pruebas occidentales de laboratorio** (proteína C reactiva, carga viral, anticuerpos específicos...). Indica un **cuadro de Calor Tóxico en el interior del nivel Xue**. Al igual que las **enfermedades autoinmunes y sus** *brotes*, el debut de la enfermedad causada por Fu Qi permite que se manifieste en sus comienzos y, tras un periodo de *silencio*, vuelva a reactivarse. Su **evolución es crónica, intermitente, progresiva y, en ocasiones, con desenlace fatal**.

Al igual que Fu Qi, las enfermedades autoinmunes se presentan en forma de crisis con períodos de "silencio". Algunas de ellas pueden permanecer inactivas durante mucho tiempo (síndrome de Sjögren); otras siguen una evolución crónica con períodos de agudización y etapas en que la enfermedad parece no modificarse (enfermedad de Crohn, colitis ulcerosa crónica idiopática, psoriasis...).

Otro ejemplo es el **herpes zóster**[36] que, después de la infección viral que ocasiona la varicela, se *silencia* y cuando el paciente se ve superado por estresores, se reactiva con las mismas características de la lesión inicial (mácula, vesícula y costra).

La energía Fu Qi*,* **además de penetrar por la nariz y la boca** puede hacerlo por otras vías, como la hemática (transfusiones sanguíneas, transplacentaria), a través del contacto sexual o por el uso de instrumentos contaminados (agujas, tijeras, bisturí…).

Otro claro proceso donde interviene un **Fu Qi congénito** son los **protooncogenes** (K–ras, CDK2, 4 cliclinas, C–erbB, RAR alfa, c–raf, C–kit, c–fos y c–myc). En condiciones normales participan en funciones vitales de las células. Cuando se alteran, causan o mantienen un cáncer. Rehacer el Yin y purificar la sangre es labor de la **Energía Antipatógena Zheng Qi** 正氣 de la que disertaremos más adelante. De momento, resaltamos su impacto en procesos autoinmunes y oncológicos.

Para que las Fu Qi, emocional y biológica, no *patologicen* es imprescindible que la función depurativa del Hígado, *gan* 肝 **se mantenga intacta y no genere "Calor o Fuego hepáticos" así como de la integridad de la Energía Esencial, Jing** 精, **custodiada en el Riñón,** *shen* 肾. **Cuando Jing** 精 y **Zheng** 正 **están deficientes, Fu Qi se expresa con mayor facilidad.** Calor por Deficiencia de Yin + Estancamiento de Sangre +Deficiencia de Yang (Deficiencia de *Zheng* + *Jing*) auguran mal pronóstico.

Sólo aquellas energías patógenas que alcanzan la región Xue (sangre) pueden potencialmente *dormitar* en forma de Fu Qi. Al margen de discrepancias,**todos los autores** (entre otros muchos: Liu Baozhen, Yu Genchu y He Liangchen) **coinciden en que la Energía Latente se estaciona en la región Shaoyin** 少陰 (**Corazón**, Xin 心–**Riñón**, Shen 肾) cuyas semejanzas energéticas corresponden al 'núcleo de la celula'[37]. El Corazón, gran custodio del Shen 神 y el Riñón, de la Energía Esencial Jing 精.

Pensemos en la **leucemia**[38] (energía patógena febril latente en la médula). En medicina china, el Riñón controla los huesos y genera la médula ósea. El Riñón se sitúa en la región Shaoyin. Esta es la razón por la que los textos chinos describen esta enfermedad como *"resultante de la energía latente tóxica en el sistema Shaoyin".*

---

[36] R. Laurent: *Varicela–Herpes zóster*. EMC–Tratado de Medicina, 9 (2005).

[37] Roberto González *et al.*: *Propuesta de análisis sinomédico de la célula*. Revista internacional de Acupuntura, Vol. 1°–N° 2, 2006.

[38] Li Zhenbo: *Tratamiento de la leucemia desde la teoría de la energía latente*. Reporte de la Universidad de Medicina Tradicional China de Guanzhou, 1996.

En la actualidad esta Energía Latente se relaciona con el origen y la evolución de cáncer de pulmón, hepatocarcinomas, psoriasis, lupus eritematoso, artritis reumatoide, artritis gotosa, neumonía por *Pneumocystis* en sida, colitis ulcerativa, miocarditis viral, síndrome de Raynaud, esclerosis múltiple, nefropatía por IgA, síndrome hemofagocítico, enfermedad pélvica inflamatoria, asma bronquial, enfermedad de Behcet... Como se puede observar, **hay una gran relación entre la Energía Latente y las enfermedades autoinmunes**.

En la literatura médica china no se considera que la Fu Qi pueda heredarse pero se acepta que pueda ser prenatal (adquirida vía transplacentaria). El investigador **Li Zhenbo** defiende esta hipótesis **al considerar que la Fu Qi puede dividirse en Fu Qi de tipo congénito** (*fu xie wei tai* 伏邪為胎) **y en Calor Tóxico adquirido** (*re du* 熱毒). A pesar de que no se plantea abiertamente una Fu Qi heredada, considera la tendencia a padecer alguna enfermedad como efecto de las distorsiones de Fu Qi. Fu Qi *silencia* el material genético mutado que, sin prisa, aguarda su oportunidad de manifestarse. **Para que las mutaciones puedan considerarse Fu Qi, esta Energía Latente debe contemplar**:

· Derivar de algún proceso febril en la capa Xue.

· Emerger después de haber ocasionado Estancamiento de Sangre y Deficiencia de Yin que genera Fuego.

· Ser inducida por fármacos, estados depresivos, radiaciones, infecciones virales, estrés metabólico...

La fase activa de Fu Qi desencadena la reacción de la Zheng Qi (antipatógena) ocasionando inflamación (citoquinas pro–inflamatorias), sobre todo al alcanzar la región Qi (Energética). Puede, también, obstruir los meridianos y sus colaterales.

No menos importante que la biológica es la **Fu Qi emocional**. Las experiencias traumáticas y los desórdenes afectivos provocan serias alteraciones endocrinas e incluso neurológicas que inducen cambios en la expresión génica y afectan la respuesta frente al estrés. Al igual que la de tipo biológico, **la Fu Qi emocional se almacena en la región Shaoyin y, como apoyo, en el Hígado, Mar de la Sangre, siendo el Hígado quien cobija al Alma Vegetativa Hun** 魂 **que almacena los hechos más significativos de la vida del individuo. La "liberación" de la Fu Qi dependiente de Hun puede deberse a**:

· Calor en la región Shaoyin–Sangre.

· Deficiencia de Sangre de Hígado y Deficiencia de Yang.

· Fármacos (ciertos antibióticos con tropismo con Shaoyin: quinolonas, ciprofloxacino, levofloxacino…), radiaciones.

Cuando no sólo se recuerda sino que se revive, se actualiza, la Fu Qi emocional, se experimentan alteraciones emocionales, físicas y cognitivas similares a las que se presentaron en el traumatismo psíquico primario (parecido al 'estrés postraumático'). Pasado un tiempo más o menos largo, la expresión de la Fu Qi psíquica revierte, vuelve a su estado de latencia inicial para, después de cierto tiempo,reactivarse y perpetuar el ciclo "crisis, silencio clínico, crisis, silencio clínico...". La inicial respuesta al trauma psíquico primario tuvo que provocar **miedo intenso**, emoción que **daña seriamente la energética renal**. Fortalecer el Yang de Riñón impide que se perpetúe **el binomio "inflamación de baja intensidad–autoinmunidad"**. La importancia del Yin y del Yang que alimenta la Energía Esencial Jing responde tanto a la genética como a la epigenética en el desenlace de las 'predisposiciones'. **En los individuos con Deficiencia de Yin de Hígado, Riñón y Corazón es más probable que se exprese la Fu Qi emocional**. A su vez, la activación de la Fu Qi biológica puede *despertar* a la emocional y viceversa con elevado riesgo de Deficiencia de Jing y Zheng que promocionan las **crisis autoinmunes**. Cuando la Energía Wei Qi 衛氣 (Centinela) está debilitada, la Fu Qi puede reactivarse.

Por lo general, la Fu Qi no se puede eliminar pudiendo tan sólo contener su expresión que depende de los mecanismos epigenéticos que, a su vez, se subordinan al Yang de Riñón (los genes, al Yin de Riñón).En este sentido, las fórmulas confeccionadas con **canela, jengibre seco y cúrcuma** son muy útiles.

En el estado de activación de una Fu Qi se presenta la **"doble Deficiencia de Yin y de Yang de Riñón"** (Energía Esencial Jing). Tonificar el Jing y la energía Zheng antipatógena es la base del tratamiento enfocado a contener la expresión de la Energía Latente evitando el Estancamiento de Energía y la producción de Calor–Fuego.

El estudio del **pulso** y de la **lengua** del paciente es útil para detectar síndromes precursores de la expresión de Fu Qi:

· Pulso delgado y rápido, cuerpo de la lengua oscuro o pálido y engrasado muestra Deficiencia de Yang.

· Un cuerpo de la lengua rojo violáceo, oscuro, seco y agrietado, con saburra escasa o ausente, prueba una Deficiencia de Yin con Estancamiento de Sangre.

Resumamos los conceptos:

·Tres Energías 氣 en juego: 伏 Fu, *agazapada*; 邪 Xie, patógena y 正 Zheng, antipatógena (fig.12).

· La energía Fu Qi se define como una energía escondida, *agazapada*, en el interior.

· Dentro de la medicina china se clasifica en dos tipos: Fu Qi adquirida y Fu Qi congénita pudiendo ser ambas de origen tanto biológico como emocional.

· La energía Fu Qi puede provenir de enfermedades febriles que invaden la capa Xue.

· **Las enfermedades autoinmunes se relacionan de forma importante con la expresión de Fu Qi tanto en sus cualidades genéticas como epigenéticas**.

En algunos **textos clásicos médico–alkímicos** de medicina china se considera que la **Energía Nociva Latente** (Fu Qi 伏氣), por propia definición de su ideografía, *"somete al Tigre y al Dragón"*. Analicemos sus ideogramas:

· 伏【fú】: Agacharse. Yacer postrado. Esconder. Voltio. Rendirse. *Somete al Dragón y al Tigre*.

· 氣【qì】: Aliento. Espíritu. Moral. Energía de la vida. Estado mental humano.

Reflexionemos sobre la simbología que los citados animales tienen para la cultura oriental:

· **TIGRE, Hu** 虎**:** Rey, majestuosidad. Animal solar *yang* coligado al **Fuego** y símbolo de la 'casta guerrera'. Los Cinco Tigres tradicionales 五虎 (Negro, Azul, Rojo, Amarillo y Blanco) (fig. 13) son emblemas de la fuerza protectora. Guardan el Centro y los Cuatro Puntos Cardinales. Dotados de Longevidad, aparecen como montura de los Inmortales (Xian 仙). En una antigua imagen sin datar (fig. 14), el Tigre montado por el Primer Maestro Celeste, Zhang Daoling, aparece con el sinograma Wang 王, "Soberano", en la frente. Asimismo, la expresión *"Cabalgar el Tigre"* alude a técnicas de la Alkimia Interior orientadas a lograr el Elixir de Oro.

· **DRAGÓN, Long** 龍: Los Dragones chinos están fuertemente relacionados con el **Agua** y gobiernan el 'Tiempo'. Cuatro de ellos se consideran cardinales por regir los cuatro mares: el Mar del Este, el Mar del Sur, el Mar del Oeste y el Mar del Norte. Un quinto, **Fucanglong** (伏藏龍), es el **Noble Dragón de los Tesoros Ocultos**. Obsérvese cómo comparte ideograma con la Energía Latente: Fu 伏.

Como el Fuego y el Agua, que conforman "El Eje de la Vida" en los 5 Reinos (Wu Xing 五行)**, Dragones y Tigres entretejen un mutuo respeto.** En las artes marciales se usa el término "Estilo Dragón" para describir una lucha basada en la comprensión del movimiento, mientras que el "Estilo Tigre" se asienta en la fuerza de la técnica.

Antes de indagar sobre los puntos de acupuntura que pudiesen *resonar* con los contenidos simbólicos de estos animales nos atrevemos a ampliar alguno de los conceptos descritos. Sin refutar que **Fu Qi** 伏氣 se *agazapa* en el territorio del Meridiano Unitario Shao Yin (Corazón–Riñón), **especulamos que su *aposento satisfactorio* se extiende hasta el Unitario Jue Yin** (Maestro de Corazón–Hígado). Si reunimos algunas de las doctrinas de los clásicos, descubriremos el **hexagrama** que mejor describe el *escondite* **de la Energía Latente Nociva**: **"LA RETIRADA** [遯 Dùn]**" (Cielo sobre Montaña)**. Su 'Sentencia' enuncia que *"el pequeño, en la oscuridad, avanza y crece"* viniendo a significar su ideograma: 'engañar, ocultar'. Los trigramas constituyentes son:

• **Montaña:Shan** 山–**Gĕn** 艮 ('duro, correoso'): Estabilidad. Firmeza. Su símbolo–animal es el perro.

• **Cielo: Tian** 天–**Qian** 乾 ('penetrante'): Expansivo. Le corresponde la fuerza descrita como Bîng 掤 ("tirar de algo").

La Fu Qi, cuyo pictograma también muestra un 'perro' (fig. 12), *se retira*, se *agazapa* en las profundidades del trigrama inferior (Montaña) para, con posterioridad, crecer y avanzar. Su primera línea *yin* responde al Meridiano Unitario Shao Yin (Corazón–Riñón) y la segunda, también *yin*, al Jue Yin (Maestro de Corazón–Hígado). En ese *huequecito* dormita Fu Qi a la espera del empuje expansivo del trigrama superior (Cielo: tres líneas *yang*) (fig. 15). Mantenerla *agazapada* será labor que bien puede corresponder a los puntos de acupuntura (fig. 16):

· **DRAGÓN**:
· **2R** *lóngyuân* 龍淵 "Dragón del Agua Profunda"
· Punto Iong–Fuego.
· Purga el Calor.
· Reduce la Inflamación.
· Protege el Riñón.
· Afianza la Esencia.
· [Caracteres tiránicos]
· **TIGRE:**
· **4IG** *hukou* 虎口 "Boca del Tigre"
· Punto Iunn–Fuente.
· Afecciones causadas por el Viento.
· Equilibra la circulación de Sangre y Energía.
· Elimina el Calor del Pulmón.

Añadimos un punto del Reino de la Madera por considerarse al Tigre símbolo de la 'casta guerrera' y designar al Hígado con el título de 'Gran General':

· **3H** *taìchông* 太冲 "Asalto Supremo"
· Punto Iu–Iunn (Tierra–Fuente).
· Tonifica el Hígado.
· Apaga el Viento.
· Elimina Calor del Hígado.

Hablemos de otra energía considerada fundamental en medicina china que es citada en el Neijing. Nos referimos a **Zheng Qi** 正氣. Esta Zheng concierta las interacciones de la Sangre, Xue 血, y de la Energía, Qi 氣, de todos los órganos y vísceras, *zang–fu* 臟腑, equilibrando las funciones psico–fisiológicas. Su labor es clave a la hora de prevenir las enfermedades tanto de origen interno como externo. Se la considera Energía Antipatógena cuyo *asiento* es la Energía Esencial, Jing 精.

Zhèng 正 **significa** "derecho, vertical, situado en el centro, honesto, correcto, principal, acorde a la ley, reglamento. Gran Luz, corregir desviaciones o errores. Irreprochable" (fig. 12). Las traducciones del término varían, desde *"resistencia normal del cuerpo"* hasta *"atmósfera saludable, medio ambiente"*[39]. Expresa la fortaleza del cuerpo y la habilidad para regenerarse. En el Mar de Letras (辭海 *ci hai*)[40] se dice: *"denota el opuesto a Xie 邪. Es la energía genuina, la capacidad de defensa. Si es potente, la energía patógena no afectará"*[41].

Su contrario, 邪 **Xie** (fig. 12), se traduce como: "herético, irregular, maldad, influencias ambientales nocivas, depravado, perverso, corrompido, vicioso, deshonesto, impuro, equivocado, erróneo, inclinado". Xie Qi no sólo engloba microorganismos patógenos sino todo aspecto causante de enfermedad. Nótense las características tanto físicas como psíquicas de Zheng y de Xie así como las implicaciones del medio interno y externo (ambiente intra y extracelular).

El Neijing reconoce la importancia de un **Viento Correcto**, Zheng Feng 正風, que, cuando se descontrola como clima interno o externo, causa las enfermedades (邪風 Xie Feng).

---

[39] *Chinese–English Chinese traditional medical word–ocean dictionary.*
[40] El Cihai es un diccionario y una enciclopedia a gran escala del chino mandarín estándar (Zheng Nong Xia, 1936).
[41] 正氣存内邪不可幹 (*zheng qi cun nei, xie bu ke gan*).

Zhang Zhong Jing (115–218 d.C.), autor del tratado "Sobre la Enfermedad Fría" (Shang Han Lun) y considerado el Hipócrates de la medicina china, no sólo define a la Energía Zheng como defensa frente a la patógena externa Xie sino también como muralla de la patógena interna 客氣 Ke Qi donde Ke 客 indica "visitante, invitado, pasajero, hogar" (fig. 17).

Zhang Yuansu consideraba que la eficacia de la energía de los órganos y vísceras dependía de la fuerza de la energía Zheng. Su discípulo **Li Dongyuan** narra su teoría en su ensayo sobre el Bazo y el Estómago (脾胃論 *Pi Wei Lun*) en el que se relaciona la energía *Zheng* con el binomio Bazo–Estómago del Reino de la Tierra. **Zhang Congzheng** considera que la mejor manera de fortalecer la energía *Zheng* es vigorizar el Estómago. En la dinastía Ming, **Zhang Jiebin** defiende la reciprocidad entre las alteraciones funcionales y la energía Zheng y **Li Zhongxi** asemeja la energía Esencial Jing con la Zheng puesto que ambas se nutren de la esencia de los alimentos (Gu Qi 谷氣) y del equilibrio emocional. Una energía Zheng potente garantiza el mantenimiento de todas las funciones vitales. La forma en que se expresa Zheng Qi es personal, no todas las personas responden de igual manera a diferentes estímulos externos o internos.

Aunque la energía Zheng 正 no es una respuesta inmune, participa activamente en ella. En resumen:

• Zheng Qi no circula por espacios concretos como lo hace la energía Wei 衛 (Centinela).

• Zheng Qi es todo aquello que va contra la enfermedad.

• La base nutricia de Zheng es la energía Jing 精.

• La energía Esencial Jing es la *fragancia* que le permite mantener su estructura y funciones.

•La deficiencia de Jing lleva a escasez de Zheng y viceversa.

Muchas de las dolencias son el resultado de trastornos psico–afectivos que marcan la historia personal. **El trauma psíquico podría corresponder a un tipo de Fu Qi Gan** 伏氣感 (Energía Latente Emocional): Gan 感: "emocionado, sentir, ser afectado, suspiro" (fig. 18).

Fu Qi Gan provoca manifestaciones no sólo emocionales sino también biológicas. Ante un evento estresante, esta Energía Latente se *despereza* y activa *protocolos nocivos* que se amplifican sustentados en un estrés psicológico que induce respuestas inflamatorias muy similares a las que resultan de exponerse a un patógeno. Por su parte, **la inflamación crónica produce síntomas análogos a un cuadro de deficiencia en la energética de Shaoyin (Corazón–Riñón)**.

La Fu Qi Emocional representa la *huella de lo mal–vivido*, *rastro* que se *acomoda* en el nivel Shaoyin–Jueyin (Fig. 15) para *reanimarse* cuando la inestabilidad tanto de Shaoyin como de Jueyin alcanza un cierto grado. Al afectar al **Shaoyin (Corazón)** altera de manera importante al **Shen** 神.

Citaremos algunos **puntos de acupuntura** cuyos *arcanos nombres* revelan la magnitud de sus acciones. Magnitud que, con el paso del tiempo, se habría perdido de no ser por sus emblemáticos pictogramas. La mayoría de ellos aparecen después del Neijing 内经 y del Nanjing 难经 y antes de que Huang Fumi 皇甫谧 escribiera "El ABC de Acupuntura y Moxibustión" (针灸甲乙经 *Zhen Jiu Jia Yi Jing*). El punto **Shenque** 神闕 (**8RM**), en el ombligo (qí 脐), **custodia la memoria de todos los sucesos vitales tanto intrauterinos como extrauterinos**. Perteneciente al meridiano de Ren Mai, Mar del Yin, recorre los Tres Calderos. El Caldero Inferior resuena en el Cielo Prenatal (la vida antes del natalicio). El Caldero Medio (supraumbilical) en el Cielo Postnatal.

Shén 神 se traduce como "Espíritu, expresión, mágico". Sin Shén no hay vida. **Què** 闕 significa "las torres de observación a ambos lados frente a la puerta del palacio, residencia del Emperador. La puerta por donde se entra al alcázar de la vida" (fig. 19).

A los lados de Shénquè se encuentra **Húnshè** 魂舍, "La Recámara de *Hun*", punto extrameridiano que aparece por primera vez en el libro "Fórmulas Necesarias para Emergencias que valen Mil Piezas de Oro" (千金要方 *Qian Jin Yao Fang*) de Sun Simiao[42]. Su significado es *"el que conecta con lo que no se puede ver a simple vista"*:

· **Hún** 魂: Alma, ánimo, emoción.

· **Shè** 舍: Casa, cobertizo, cabaña.

Se localiza a 1 cun a la izquierda y a la derecha de Shenque. Entre Shenque y Hunshe está el punto 16R Huangyu 肓俞 "Asentamiento de Centros Vitales".

· **Huang** 肓: Región entre el corazón y el diafragma.

· **Yu** 俞: Permiso, discurso respetuoso, recobrar la salud. En la antigüedad significaba 'curar'.

A 2 cun lateral al ombligo se sitúa el punto 25E, **Tianshu** 天樞, "Eje Celestial" que conecta el Cielo Anterior–prenatal con el Cielo Posterior–postnatal:

· **Tian** 天: A gran altura sobre el suelo.

· **Shu** 樞: Bisagra de la puerta que juega un papel decisivo. Pivote central.

---

[42] Recibió el título de "Rey de la Medicina de China" por sus importantes contribuciones.

Los ideopictogramas de todos estos puntos muestran la relevancia que tienen en todo proceso de sanación encaminado a controlar la Latente Energía Fu Qi Gan 伏氣感 (fig. 20):

· **Shenque** 神闕 (8RM) "Puerta del Palacio Emocional. Fusión del Soplo": La puerta batiente enmarca dos figuras, una cabeza abajo (como al nacer) y la otra asentada en la tierra. El pictograma de Shén que las precede *envuelve* memorias psico–físicas del pasado y del presente.

· **Húnshè** 魂舍: Hún es el Alma Vegetativa del *zang* Hígado. Veremos como la energética de este órgano gobierna las **células T** de la fisiología occidental.

· **Huangyu** 肓俞 (16R) "Asentamiento de Centros Vitales": Punto de cruce con el Vaso Maravilloso Chong Mo, el Mar de la Energía. Su pictograma es una canoa en tránsito que arbitra los *atolladeros de la 'carne'*.

· **Tianshu** 天樞 (25E) "Eje Celestial": Recibe ramificaciones del Mar de la Energía (Chong Mo). Fortalece el Bazo, regula la dinámica energética. Su segundo pictograma refleja los Tres Calderos, Dan Tian 丹田, donde Dan es el "rojo cinabrio alkímico" y Tian "tierra de cultivo" para poder sembrar las *semillas sanantes* (fig. 21).

Otro punto que merece ser citado es el 11RM **Jianli** 建裡 (en la vertical del ombligo a 3 cun) donde Jian es "construir, configurar, reparar" y Li "por dentro, regresar": Reparar, reconstruir el primigenio estado de salud (fig. 22).

Estos puntos descritos, de los muchos que podríamos citar, son indispensables a la hora de regular la **respuesta ante el estrés** y sus repercusiones en el **sistema límbico**. La intensidad emocional asociada a cada estresor activa la **amígdala** pudiendo guardar memoria de estresores antiguos por sus relaciones con el hipocampo[43]. Es la *prehistoria emocional* la que hace vulnerables a los individuos ante las enfermedades.

El **Dr. Bo Zhi Yuan**, defensor de la acupuntura abdominal[44],es quien más resalta la importancia del punto **8RM**, Shenque 神闕 (*"el que fortifica el Shén"*) atribuyéndole los siguientes cometidos (fig. 23):

· En la etapa embriológica regula todos los sistemas y meridianos energéticos del cuerpo.

· Es el responsable del flujo del Qi 氣 por los meridianos, *jing* 經, y los vasos sanguíneos, *mo* 脈.

---

[43] En la **enfermedad de Alzheimer** el hipocampo es una de las primeras regiones del cerebro en sufrir daño.

[44] Sistema energético que relaciona la formación embrionaria en la zona de abdomen que tiene su centro en el ombligo.

· En la etapa embrionaria, Cielo Anterior o prenatal (先天之精 Xiântiân zhî jîng), es la fuente alimenticia.

· Al nacer, cortado el cordón umbilical, los nutrientes y el aire se obtienen de una fuente externa (Cielo Posterior o postnatal 後天之精 Hòutiân zhî jîng)). La cicatriz del ombligo almacena el recuerdo de todas las vivencias del Cielo Anterior incorporando los del Cielo Posterior.

Tal es su importancia que, en la prueba de los 20km de atletismo femenino de Tokio 2020, al igual que en los Mundiales de Oregón 2022, algunas atletas corrían con el ombligo tapado (fig. 24). Las corredoras asiáticas, sobre todo las tibetanas y las chinas, tienen asentado culturalmente la creencia de que se puede perder energía por el ombligo e incluso absorber *flaquezas* de su alrededor a través de él. Esta es la razón que les lleva a tapárselo con una cinta o vendaje. Existe también otra teoría que detalla cómo la energía fluye a través del ombligo en sentido bidireccional. Otras atletas, además de la cinta, se colocan una piedra que, para muchas culturas, es como un imán que atrae la energía positiva.

La teoría de los chakras sostiene que el ombligo es lo primero que se crea después de la concepción. Está conectado por el cordón umbilical a la placenta *zǐ hé chē* 紫河車, a la madre. Al haberse alimentado el bebé por esta zona, se cree que las malas energías también podrían entrar por él de manera natural.

Cordón umbilical *qí daì* 臍帶:

· 臍 *qí*: Ombligo.

· 帶 *dài*: Cinturón, faja, cinta, banda.

Nótense sus íntimas relaciones ideogramáticas con el **Vaso Maravilloso Dài Mài** 帶脈 (Tae Mo). Es el único meridiano cuyo trayecto es horizontal, ciñe a los meridianos verticales que configuran los "6 Unitarios", Liu Jing 六經, englobando el flujo energético del *yin–yang* 陰–陽. Sin esta *abrazadera*, los meridianos serían como *espigas desvencijadas* carentes de la eficaz rectitud que les permita ser *senderos* por los que circule el Qi 氣 en su satisfactorio fluir. En la Alta Antigüedad, era considerado "El Embudo de los Reencarnados", el *bastidor* del embrión (fig. 25).

La **placenta humana** es considerada de origen celeste y dadas sus características a la mujer que ha dado a luz se le sirve en sopa o en cápsulas para recuperar fuerzas tras el esfuerzo del parto. La placenta, dulce, salada y tibia nutre el Pulmón, el Hígado y calienta el Riñón resguardando la Esencia. Promueve la absorción del Qì e intercede en el Vacío del *yîn* de Pulmón y de Riñón. Nutre la sangre. Se utilizan de 1,5 a 3 gramos diarios en polvo y está contraindicada en caso de un Vacío del *yîn* con Calor por Vacío.

Placenta *zǐ hé chē* 紫河車 (fig. 26):

· 紫 *zǐ*: Púrpura, violeta.

· 河 *hé*: El Río Amarillo.

· 車 *chē*: Vehículo de ruedas o rueda hidraúlica.

El **corte del cordón umbilical** marca el comienzo de la vida del ser en el planeta Tierra. **Rén** 人, el Hombre, queda configurado merced a dos Vías de Luz pertenecientes al Reino del Fuego Inmaterial: Sân Jiâo 三焦 procede del Cielo Anterior–Placenta y Xîn Bâo 心包 debuta en el momento de habitar la tierra para facilitar la adaptación al medio material (fig. 27). Tanto la **Energía Latente**, Fú Qì 伏氣, innata como la adquirida (genéticas o emocionales) dependen de estos vectores inmateriales del Reino del Fuego.

Siendo el **8RM**, Shenque 神闕 (*"el que fortifica el Shén"*) el testimonio del corte del cordón umbilical, creemos que es el **Shen** 神 quien interpreta, de manera holística, los mecanismos generadores de síntomas y sus abordajes terapéuticos así como la comprensión de los **mecanismos autoinmunes**. Repasemos sus orígenes: *"Antes de que el cielo y la tierra se formaran, existía un abismo vacío e informe. Por esa razón se le llamó el gran comienzo. El Tao comenzó de ese vacío y este vacío produjo el universo. El universo produjo qi (emanación vital) y esto fue como la corriente de un río arremolinándose entre sus orillas. El qi puro, tenue y bien difundido, originó los cielos; el qi pesado y turbio, siendo condensado e inerte, originó la tierra. El qi puro y delicado como un todo emergió sin esfuerzo, pero la condensación del material pesado y turbio fue difícil. En consecuencia, el cielo se formó primero, y la tierra se condensó después. Las esencias del cielo y la tierra, se combinaron y formaron el Yin y el Yang. Las esencias concentradas del Yin y el Yang se convirtieron en las cuatro estaciones mientras que las fuerzas dispersas de las cuatro estaciones dieron origen a todas las criaturas y cuando el Yin y el Yang se hicieron insondables se manifestó el Shen"* (Huai–Nan Tzu, 179–122 a. C.).

Lo que en medicina occidental se llama morfología, en la medicina china se describe como **Jîng–Luò** 經絡, sistema de correspondencias de meridianos y colaterales o *redes energéticas* que simbolizan el flujo del Qi. El cuerpo no se concibe como un conjunto de órganos y aparatos sino como una "micro–unidad funcional" que actúa ateniéndose a los principios del macro–cosmos. Cada "órgano" es una *virtualidad eficaz* cuyas transformaciones forjan "patrones" de los diferentes procesos energéticos. Según esto, la enfermedad, siempre multicausal, se concibe como un desequilibrio del Qi 氣. La patología puede originarse por influencias externas, internas o mixtas.

El Shén es la primera dimensión donde se refleja el cambio energético patógeno del flujo del Qi porque, según este modelo, no hay una realidad dual "cuerpo y mente" sino una sola realidad "mente–cuerpo". Tras el examen físico–energético del paciente, se indagan las condiciones del Shén aunque el motivo de consulta sea sólo físico. **El Shen se *acondiciona* en el meridiano del Corazón pero *habita* en el resto de meridianos adoptando diferentes nombres**. En cada meridiano responde a una emoción básica, *qíng* 情 (se refiere al **estado psicológico** y a las *circunstancias de vida*): Riñón, **Miedo** 恐 *kǒng*; Hígado, **Ira** 怒 *nù*; Corazón, **Tristeza** 悲 *bēi*; Bazo, **Preocupación** 思 *sî* y Pulmón, **Ansiedad** *lù* 慮. Todas estas emociones convergen en el Corazón. Los ideopictogramas que las representan contienen el pictograma "Corazón, Xin 心" (fig. 28). La influencia de las emociones puede originar desequilibrios en el Qi facilitando la entrada de *agentes* nosógenos en el sistema de meridianos y colaterales. Según esta concepción, un Shen equilibrado dificulta el que una energía patógena pueda desarmonizar el conjunto "mente–cuerpo".

Tratar una enfermedad manifestada se considera un abordaje tardío: *"...los mejores médicos tratan siempre la enfermedad cuando todavía no es una enfermedad"*. **Preservar el Shén**, *"vitalidades manifiestas, actividad de la vida misma"* (Zhang, 2007), es prioritario a la hora de prevenir los ataques de las Energías Latentes poco deseables.

Junto al Qi 氣 y al Jing 精, el Shen 神 es uno de los **Tres Tesoros** de la medicina china. Es la forma más sutil e inmaterial del Qi que rige todos los procesos fisiológicos y mentales.

Como conjunto de los Cinco Aspectos Espirituales del ser humano (五神), el Shen engloba a la Mente del Corazón (Shen 神), al Alma Etérea del Hígado (Hun 魂), al Alma Corpórea del Pulmón (Po 魄), al Intelecto del Bazo (Yi 意) y a la Fuerza de Voluntad de los Riñones (Zhi 志). **El carácter chino para Shén** (神) **está compuesto de dos partes** (Fig. 29):

· **Izquierda**: el carácter 礻 es una variación de shi 示 (*"revelar los presagios de los deseos celestiales"*) y se relaciona con rituales y ceremonias (禮 Lǐ).

· **Derecha**: shēn 申, significa *"expresar, extenderse"*. Su forma más primitiva representaba los rayos que, entre las nubes, simbolizaban lo Celeste. Para las antiguas civilizaciones el rayo, por ser luminoso, lo relacionaban con el Reino del Fuego y su Emperador–Corazón. Este radical "申", en su forma pictográfica antigua, sugiere dos manos tirando de una cuerda: *"estiramiento, expansión, trascendencia"*; es decir, la Fuerza Cósmica Expansiva que impregna tanto el macrocosmos como el microcosmos.

El Shen emana del Yang Puro del Universo que se encarna en el Hun humano 魂 (Alma Espiritual o Etérea). La Esencia, Jing 精, procede del Yin Puro del Universo que se materializa en el Po humano 魄 (Alma Corporal). La fusión del Espíritu (Shen) con la Esencia (Jing) crea la Energía Original de la Vida (Yuan Qi 原氣).

Emociones y órganos se *afectan* mutuamente en una sana o, en su caso, insana reciprocidad. Cada emoción responde a representaciones psíquicas que se alojan en un órgano concreto cuyas vibraciones componen el carácter de la persona y sus tendencias a somatizar los estados psíquicos. A modo de compendio, **el Shen impregna el universo, dicta el orden y la conciencia a la naturaleza y al Hombre**. Se manifiesta en la materia y constituye la Información para que se vaya estructurando la materia en diferentes niveles de organización y complejidad. Por consiguiente, **el Shen confiere las propiedades fisicoquímicas a las moléculas**, tanto orgánicas como inorgánicas, para *dar luz verde* a la "energía con–formada". Shen Universal, Shen de la naturaleza y Shen individual permiten que la vida inicie su pulsación acorde a un Orden Celeste.

Detengámonos brevemente a describir algunas de las privativas características de los **Cinco Aspectos Espirituales del ser humano** (Wu Shen 五神) que *habitan y alientan* los *zang–fu*:

SHEN–Corazón: Director psíquico de la conciencia y encargado de la coherencia. Indispensable para el equilibrio entre la razón y las emociones. Gestor de las actividades mentales.

HUN–Hígado: Alma etérea o espíritu inmortal que no expira tras la muerte.

Según las antiguas creencias chinas, entra en el cuerpo poco tiempo después del nacimiento. Su equilibrio se traduce en coraje, planificación y realización personal.

PO–Pulmón: Alma corpórea. Vive y muere con el cuerpo físico. Es la expresión somática del alma, la parte más corporal del espíritu que gobierna el instinto de supervivencia.

YI–Bazo: Responsable del pensamiento, del estudio, de la memorización y de la concentración.

ZHI–Riñón: La fuerza de voluntad, el impulso, la autoafirmación, la motivación y la persecución de metas.

En todo **diagnóstico** se hace imprescindible la **observación del Shen** (Wang Shen 望神) del paciente (Fig. 30):

· **Tener Shen** (De Shen 得神):

Abundancia de Esencia (Jing 精), de Energía (Qi 氣) y equilibrio de todos los *zang–fu* 臟腑. Revela buena salud o enfermedad leve. El pronóstico es muy favorable. **Indicadores**:

· Conciencia clara.
· Ojos brillantes.
· Respiración constante.
· Habla clara.
· Tez suave.
· Músculos intactos.
· Movimientos libres y respuestas receptivas.

· **Perder Shen** (Shi Shen 失神):

Agotamiento de Esencia (Jing 精), de Energía (Qi 氣) y sangre (xue 血). Conocido como "espíritu insuficiente". El pronóstico es desfavorable. **Indicadores**:

· Ojos apagados.
· Tez marchita.
· Falta de energía.
· Pensamiento torpe.
· Pereza.
· Músculos débiles.
· Movimientos lentos.

· **Falso Shen** (Jia Shen 假神):

Inconexión del *yin* 陰 y del *yang* 陽. La Esencia es extremadamente débil. Se corresponde con las fases terminales de una enfermedad y su pronóstico es muy grave.

El *yin* no restringe al *yang* y el *yang vacío* se expande creando la ilusión de "mejorías temporales". Indica que la patología está empeorando y la Esencia y el Qi de los órganos internos se extinguen. Es un signo de muerte.

· **Ausencia de Shen** (Wu Shen 无神): La enfermedad es grave y el pronóstico muy malo. **Indicadores**: Ojos oscuros. Pupilas perezosas. Apatía. Voz baja. Reacciones lentas. Confusión.

Tras ahondar en el Shen, como una de las piezas clave, regresemos a los fundamentos que ofrece la medicina china ante el desolador panorama de la enfermedad autoinmune.

Cada enfermedad autoinmune (自身免疫性疾病 *zì shēn miǎn yì xìng jí bìng*) **debe diferenciarse según el modelo y la etapa de su desarrollo para poder determinar el grado de "Plenitud o Vacío", "Interior o Exterior", "Calor o Frío" así como su tendencia a lesionar el Qì, la sangre o los fluidos. Otro**

procedimiento consiste en diagnosticar basándose en los **Seis Meridianos Unitarios** (六經辨證 *Liù jīng biàn zhèng*) **o en los patrones que se derivan de los Cuatro Aspectos** (四分辨證 *Sì fēn biàn zhèng*). Estos sistemas, son *mapas inmunológicos* que determinan la ubicación, la dirección del movimiento patológico y la pujanza del Qì Perverso (邪氣 Xié qì), a través del sistema de meridianos, y la fuerza del Qì Correcto (正氣 Zhèng qì) para oponerse al Perverso. Asimismo, la "Teoría de las Enfermedades del Calor" (溫病 *Wēn bìng*) define la ya citada **"Energía Perversa Latente"** (伏邪 Fú Xié) que se incuba y *agazapa* en el interior del cuerpo durante períodos que pueden durar varios años.

Una vez hecho el diagnóstico deben desarrollarse **estrategias de tratamiento** dirigidas a *cambiar la dirección de la enfermedad*. Es decir, hay que *conducirla hacia afuera*, alejándola del 'interior' y redirigiéndola hacia el 'exterior', para evitar que se aloje en la sangre, los líquidos y/o las vísceras. Según la medicina china, **las enfermedades tienen** *rutas de salida* **a través de los meridianos** *yáng* **y sus entrañas asociadas** y la mayoría de los tratamientos se diseñan para aprovechar estas vías puesto que las enfermedades no pueden migrar directamente desde las vísceras, la sangre o los fluidos. Con frecuencia las **enfermedades autoinmunes** provocan un notable agotamiento de la Esencia (精虧 *Jīng kuī*) además de ser **usufructuarias de impactos emocionales** que debilitan, aún más, la Esencia y el Qì cronificando la patología.

No suele ser suficiente utilizar un sólo método de "identificación de patrones" sino *mixturas* de los mismos. Además, los efectos de tratamientos previos o concurrentes también deben tenerse en cuenta ya que muchas enfermedades autoinmunes se tratan con medicamentos que pueden alterar, por sí mismos, los signos y debilitar el Qì y la Esencia como efecto yatrógeno. Siempre es necesario **reforzar el Qì Correcto** (正氣 Zhèng qì) y, para ello, se pautan remedios como el **Cordyceps** (冬蟲夏草 *Dōng chóng xià cǎo*) que protege el Riñón contra daños mayores.

En China, el Cordyceps lo usaban sólo los Emperadores buscando una vitalidad longeva puesto que fomenta el equilibrio entre el cuerpo y el alma para recuperar la armonía de los órganos del cuerpo. En 1951 el **Dr. Ge Ning Han** obtuvo un antibiótico derivado de este hongo, el 'cordycepin', muy útil para tratar la tuberculosis[45]. Estudios japoneses, iniciados en 1986, encontraron el factor FTX–20 al que se le atribuyen propiedades que *sortean* el rechazo de los órganos trasplantados y de los injertos de piel. Otros estudios confieren al

---

[45] Feng Huang; Weihui Li; Hui Xu; Huafeng Qin; Zheng–Guo He (2019): *Cordycepin kills Mycobacterium tuberculosis through hijacking the bacterial adenosine kinase"*.

metabolito **cordicepina** capacidad antitumoral debido a que su estructura molecular, similar a una adenosina, interfiere y frena la síntesis del ARN de la mitosis celular en células tumorales. La cordicepina actúa como inhibidor de la maduración del ARNm y de la producción de citoquinas proinflamatorias defendiendo al organismo de la **inflamación crónica**. Además, contiene una proteína, CMP18, que induce la apoptosis de las células cancerosas. Para la medicina china, el Cordyceps es el "tónico de los riñones", *zang* que almacena la Esencia Vital. El hongo **Cordyceps** restaura los "riñones fatigados" o trasplantados, **actúa sobre el sistema inmunológico modulándolo** y es un potente antiviral y antimicrobiano. Su consumo mejora la oxigenación celular, apoya al Hígado en su actividad detoxificadora, favorece el sistema cardiovascular y reequilibra el neuroendocrino. Al mejorar la fertilidad masculina y femenina se lo conoce como el "viagra del Himalaya". No tiene efectos secundarios y no está contraindicado excepto durante el embarazo y la lactancia. Sin duda alguna, fortalece el Qì Correcto y los Riñones ayudando a mantener la enfermedad autoinmune y tumoral bajo control.

Explorando los textos clásicos, analicemos algunas de las **causas energéticas que provocan la enfermedad autoinmune y sus variadas patologías** (引起自身免疫性疾病的能量原因及其差異 *Yĭnqĭ zìshēn miănyì xìng jíbìng de néngliàng yuányîn jí qí châyì*):

· **Anemia autoinmune hemolítica** (溶血性貧血 *Róng xiĕ xìng pín xuè*).

En esta dolencia, la vida útil de los glóbulos rojos se acorta así como la producción de los mismos por parte de la médula ósea. No se mantiene el equilibrio de generación–destrucción. Los signos se asemejan a los de otras anemias y en medicina china se corresponde con enfermedades como "consunción y agotamiento (*Xû láo*)", "ictericia (*Huáng dăn*)", o "concreciones y conglomeraciones (*Zhèng jiă*)".

Causas:

· Humedad–Calor en Hígado y Vesícula Biliar con acumulación del Bazo y estasis de sangre (肝膽濕熱脾積血瘀 *Gân dăn shî rè pí jî xuè yû*).

· Vacío simultáneo del *yîn* y del *yáng* con acumulación del Bazo y estasis de sangre (陰陽兩虛脾積血瘀 *Yîn yáng liăng xû pí jî xuè yû*).

· **Artritis reumatoide** (風濕性關節炎 *Fēng shî xìng guân jié yán*).

Es la segunda modalidad de artritis más común tras la osteoartritis. Se trata de un trastorno sistémico caracterizado por la inflamación de la membrana sinovial y de los tejidos periarticulares. Inicialmente, las articulaciones periféricas, particularmente las de las manos y los pies, son las más afectadas. El sistema inmunológico ataca el tejido sinovial que recubre las articulaciones. Como consecuencia, los huesos se van erosionando gradualmente. En medicina china se corresponde con "enfermedad que corre por las articulaciones (*Lì jié bìng*)", "impedimento insensible (*Wán bì*)", o "impedimento con cojera (*Wáng bì*)".

Causas:

· Calor tóxico obstruyendo los meridianos y los colaterales (热毒阻经络 *Rè dú zǔ jīng luò*).

· Estasis de sangre obstruyendo los meridianos y los colaterales (血瘀阻經絡 *Xuè yû zǔ jīng luò*).

· Humedad–Calor obstruyendo los meridianos y los colaterales (濕熱阻經絡 Shî rè zǔ jīng luò).

· Intrincación de Frío y Calor (寒熱錯雜 *Hán rè cuò zá*).

· Mucosidades turbias obstruyendo los meridianos y los colaterales (痰濁阻經絡 *Tán zhuó zǔ jīng luò*).

· Obstrucción por Viento, Frío y Humedad (風寒濕痰痹阻 *Fēng hán shî tán bì zǔ*).

· Vacío del Qì y de la sangre (氣血虛 *Qì xuè xû*).

· Vacío del *yáng* de Hígado y Riñón (肝腎陽虛 *Gân shèn yáng xû*).

· Vacío del *yîn* de Hígado y Riñón (肝腎陰虛 *Gân shèn yîn xû*).

* La artritis reumatoide en los ancianos suele estar relacionada con una desarmonía "Construcción–Defensa" (營衛不和 *Yíng wèi bù hé*) junto a un Vacío del Qì Correcto (正氣虛 *Zhèng qì xû*).

· **Colitis ulcerosa** (潰瘍性結腸炎 *Kuì yáng xìng jié cháng yán*).

Condición crónica e inflamatoria del intestino grueso. Se caracteriza por diarrea, tenesmo, pus y sangre en las heces. En medicina china se corresponde con "diarrea (*Xiè xiè*)", "disentería blanca y roja (*Chì bái lì*)" o "tenesmo (*Lǐ jí hòu zhòng gǎn*)".

Causas:

· Estasis de sangre obstruyendo los colaterales (血瘀受阻絡脈 *Xuè yû shòu zǔ luò mài*).

· Humedad–Calor en los Intestinos (濕熱腸蘊 *Shî rè cháng yùn*).

· Mucosidades fluidas Estómago e Intestinos (胃腸痰飲 *Wèi cháng tán yǐn*).

· Plétora del Hígado–Vacío de Bazo y obstrucción de mucosidades (肝旺脾虛痰阻 *Gân wàng pí xû tán zǔ*).

· Vacío y debilidad de Bazo y Estómago (脾胃虛弱 *Pí wèi xû ruò*).

· Vacío simultáneo de Bazo y Riñón (脾腎兩虛 *Pí shèn liǎng xû*).

· Vacío simultáneo del Qì y del *yîn* (氣陰兩虛 *Qì yîn liǎng xû*).

· **Enfermedad celíaca** (脂瀉病 *Zhî xiè bìng*).

El daño en las vellosidades del Intestino Delgado dificulta la absorción de los nutrientes. El gluten provoca que el sistema inmune ataque dichas vellosidades. Se manifiesta con dolor y distensión abdominal, diarrea crónica, pérdida de peso, flatulencias, calambres musculares, fatiga, entumecimiento y hormigueo.

En medicina china se corresponde con: "dolor y distensión en el pequeño abdomen (*Xiǎo fù zhàng tòng*)", "diarrea (*Xiè xiè*)", "disentería blanca y roja (*Chì bái lì*)", "sangre en las heces (*Biàn xuè*)", "impedimento intestinal (*Cháng bì*)", o "fisuras anales (*Gâng liè*)".

Causas:

· Desarmonía Hígado–Bazo con Humedad–Calor internos (肝脾不調濕熱內蘊 *Gân pí bù tiáo shî rè nèi yùn*).

· Vacío del Qì y del *yîn* con Humedad–Calor (氣陰虛濕熱內蘊 *Qì yîn xû shî rè nèi yùn*).

· **Enfermedad de Crohn** (節段性迴腸炎 *Jié duàn xìng huí cháng yán*).

Se trata de una enfermedad inflamatoria crónica que afecta principalmente al íleon distal y al colon pudiendo también afectar a cualquier parte del tracto gastrointestinal desde la boca al ano. Se manifiesta mediante diarrea dolorosa, fiebre, pérdida de peso y una sensación de masa o plenitud en el cuadrante inferior derecho, que en medicina china se corresponde con "diarrea (*Xiè xiè*)", "diarrea dolorosa (*Tòng xiè*)", "disentería blanca y roja (*Chì bái lì*)", "sangre en las heces (*Biàn xuè*)", "impedimento intestinal (*Cháng bì*)", o "fisuras anales (*Gâng liè*)".

Causas:

· Humedad–Calor con estasis y estancamiento (濕熱瘀滯 *Shî rè yû zhì*).

· Humedad–Calor obstructivas (濕熱阻滯 *Shî rè zǔ zhì*).

· **Enfermedad de Graves** (格雷夫斯疾病 *Gé léi fû sî shì bìng*).

Proceso autoinmune en el que anticuerpos se ensamblan al receptor de la hormona liberadora de tirotropina en la tiroides estimulando la producción de hormonas tiroideas. Ello comporta un agrandamiento de la glándula tiroides, una protrusión ocular (exoftalmia) y zonas elevadas y espesadas de la piel de las espinillas (mixedema pretibial). Todo ello se complementa con signos de hipertiroidismo causados por la sobreproducción de hormonas tiroideas. En medicina china se corresponde con "bocio (*Yǐng qì*)".

Causas:

· Agitación interna del Viento de Hígado (肝風內動 *Gân fēng nèi dòng*).

· Fuego exuberante en el meridiano de Hígado (肝經火盛 *Gân jîng huǒ shèng*).

· Sobrepresión del Hígado con Vacío de Bazo (肝鬱脾虛 *Gân yù pí xû*).
· Vacío del Qì y del *yîn* (氣陰虛 *Qì yîn xû*).
· Vacío del *yáng* de Bazo y Riñón (脾腎陽虛 *Pí shèn yáng xû*).
· Vacío del *yîn* con Fuego (陰虛火旺 *Yîn xû huǒ wàng*).
· Vacío del *yîn* de Hígado y Riñón (肝腎陰虛 *Gân shèn yîn xû*).

· Enfermedad mixta del tejido conectivo (混合結締組織病 *Hùn hé jié dì zǔ zhî bìng*).

En esta patología se entremezclan manifestaciones de lupus eritematoso sistémico, de polimiositis/dermatomiositis y de esclerodermia (con menor frecuencia, de artritis reumatoide). Siendo un síndrome de superposición, las manifestaciones pueden darse de forma simultánea o secuencial. Los signos incluyen algunos de la enfermedad de Raynaud, la esclerodactilia (endurecimiento de la piel y adelgazamiento de los dedos) y la hinchazón de las manos, artralgia o artritis, disfunción esofágica, reducción de la capacidad de difusión pulmonar y miositis (inflamación de los músculos). En términos de medicina china se corresponde con "impedimento de la piel (*Pí bì*)", "impedimento de las carnes (*Jî bì*)", "impedimento generalizado (*Zhôu bì*)", "viento visitando las articulaciones (*Lì jié fêng*)", o "toxicidad yîn y yáng (*dú*)".

Causas:
· Calor tóxico exuberante (熱毒熾盛 *Rè dú chì shèng*).
· Obstrucción por estasis de Calor (熱瘀痹阻 *Rè yû bì zǔ*).
· Obstrucción de los vasos sanguíneos (血脈痹阻 *Xuè mài bì zǔ*).
· Retención de Calor por acumulación de fluidos (熱停津液積 *Ré tíng jîn yè jî*).
· Vacío del Qì y de la sangre (氣血虛 *Qì xuè xû*).
· Vacío del *yáng* de Bazo y Riñón (脾腎陽虛 *Pí shèn yáng xû*).
· Vacío del *yîn* con Calor interno (陰虛內熱 *Yîn xû nèi rè*).
· Viento–Calor atacando al Pulmón (風熱襲肺 *Fêng rè xí fèi*).

· Enfermedad periodontal (牙周病 *Yá zhôu bìng*).

Se trata de una inflamación degenerativa del tejido dental que inicia con una 'gingivitis' y progresa hacia la 'periodontitis' en la que, además de una inflamación de las encías, se produce una destrucción que afecta a otros tejidos del periodonto (hueso alveolar, cemento del diente y ligamento periodontal). En términos de medicina china, se corresponde con "brechas en las encías (*Yá xuân*)", "fugas en las encías (*Yá lòu*)", o "hemorragias espontáneas de las encías (*Yá nù*)".

Causas:

· Calor tóxico exuberante (熱毒熾盛 *Rè dú chì shèng*).

· Fuego en Estómago e Intestinos (胃腸火 *Wèi cháng huǒ*).

· Vacío de Bazo que no contiene la sangre (脾虛不攝血 *Pí xû bù shè xuè*).

· Vacío de Riñón con Calor en el Estómago (腎虛胃熱 *Shèn xû wèi rè*).

· Vacío del *yáng* de Bazo y Riñón (脾腎陽虛 *Pí shèn yáng xû*).

· Vacío del *yîn* de Hígado Riñón (肝腎陰虛 *Gân shèn yîn xû*).

· **Enfermedad de Raynaud** (雷諾氏病 *Léi nuò shì bìng*).

Es un trastorno paroxístico que afecta a las manos y, en menor medida, a los pies. Se debe a una vasoconstricción de las arterias con ataques súbitos de frío y palidez en los dedos con dolor. En términos de medicina china se corresponde con "impedimento de los vasos (*Mài bì*)", o "impedimento del frío (*Hán bì*)".

Causas:

· Calor tóxico debido a estasis de sangre (熱毒是由於與血瘀 *Rè dú shì yóu yú yǔ xuè yû*).

· Condensación de Frío y Vacío de la sangre (寒凝血虛 *Hán níng xuè xû*).

· Estancamiento de Frío–Vacío (虛寒滯 *Xû hán zhì*).

· Vacío del Qì con estasis de sangre (氣虛血瘀 *Qì xû xuè yû*).

· Vacío simultáneo del *yîn* y del *yáng* (陰陽兩虛 *Yîn yáng liǎng xû*).

· Vacío del *yáng* de Bazo y Riñón (脾腎陽虛 *Pí shèn yáng xû*).

· Vacío del *yîn* con Calor interno (陰虛內熱 *Yîn xû nèi rè*).

· **Esclerodermia** (硬皮病 *Yìng pí bìng*).

Conocida como "esclerosis sistémica" (endurecimiento de la piel). Se trata de una enfermedad crónica y multisistémica del tejido conectivo o conjuntivo que se caracteriza por fibrosis degenerativa de la piel, las articulaciones y los órganos internos (esófago, intestinos, pulmones, corazón y riñones). Presenta, también, problemas vasculares. En términos de medicina china se corresponde con el concepto de "impedimento de la piel (*Pí bì*)".

Causas:

· Atadura mutua de Calor–Humedad (熱濕兩結 *Rè shî liǎng jié*).

· Estasis de sangre debida al Frío (血瘀是由於與寒 *Xuè yû shì yóu yú yǔ hán*).

· Frío condensado y Humedad estancada (寒凝濕滯 *Hán níng shî zhì*).

· Invasión de Viento–Humedad obstruyendo el Qì defensivo (風濕實衛氣阻 *Fēng shî shí wèi qì zǔ*).

· Mucosidades y Humedad obstruyendo los colaterales (濕痰阻絡 *Shî tán zǔ luò*).

· Vacío del Qì y de la sangre (氣血虛 *Qì xuè xû*).
· Vacío del *yáng* de Bazo y Riñón (脾腎陽虛 *Pí shèn yáng xû*).
· Vacío del *yîn* de Hígado y Riñón (肝腎陰虛 *Gân shèn yîn xû*).

· **Esclerosis múltiple** (多發性硬化 *Duô fâ xìng yìng huà*).
Desmielinización en el nervio óptico, el cerebro y la médula espinal. Se trata de una enfermedad inflamatoria del sistema nervioso central. Sus síntomas abarcan problemas de visión, entumecimiento muscular en los estadios iniciales y parálisis de las piernas en los finales, disfunciones urinarias, perturbaciones psicológicas, dolor/parálisis facial, vértigo, desórdenes del habla y disfagia. En términos de medicina china se corresponde con "patrón de atrofia (*Wĕi zhèng*)", "impedimento (*Bì zhèng*)", "obstrucción interna de los ojos (*Nèi zhàng*)", "pérdida del habla (*Yîn yǎ*)", o "ceguera de ojos claros (*Qîng máng*)".
Causas:
· Estasis de mucosidades obstruyendo los colaterales (痰瘀受阻絡脈 *Tán yû shòu zǔ luò mài*).
· Humedad–Calor dañando los tendones (濕熱傷筋 *Shî rè shâng jîn*).
· Vacío del Qì de Bazo y Estómago (脾胃氣虛 *Pí wèi qì xû*).
· Vacío de la sangre del Corazón y del Hígado (心肝血虛 *Xîn gân xuè xû*).
· Vacío del *yáng* de Bazo y Riñón (脾腎陽虛 *Pí shèn yáng xû*).
· Vacío del *yîn* de Hígado y Riñón (肝腎陰虛 *Gân shèn yîn xû*).

· **Hepatitis autoinmune** (免疫性肝炎 *Miǎn yì xìng gân yán*).
Las inflamaciones del hígado generalmente son causadas por virus, exposición a toxinas, obesidad, desórdenes en el metabolismo del hierro (hemocromatosis) pero existen también anomalías inmunológicas que provocan esta enfermedad. En los estadios iniciales puede ser asintomática con sólo inapetencia. Si se cronifica, aparece hepatomegalia, esplenomegalia, arañas vasculares, eritema palmar, púrpura, prurito y edema de los tobillos, ictericia. En términos de medicina china se corresponde con "dolor costal (*Xié tòng*)", "ictericia (*Huáng dǎn*)" y "depresión mental (*Yù zhèng*)".
Causas:
· Acumulación interna de Humedad–Calor (濕熱內積 *Shî rè nèi jî*).
· Sobrepresión del Hígado con estancamiento del Qì (肝鬱氣滯 *Gân yù qì zhì*).
· Vacío de Bazo e Hígado (脾肝虛 *Pí gân xû*).
· Vacío del *yîn* con Calor interno (陰虛內熱 *Yîn xû nèi rè*).

· **Lupus eritematoso discoide** (盤狀紅斑性狼瘡 *Pán zhuàng hóng bân xìng láng chuâng*).

Enfermedad crónica y recurrente caracterizada por placas eritemo–escamosas, taponamiento folicular y atrofia central. En términos de medicina china recibe el nombre de "llagas fantasmagóricas (*Guǐ liǎn chuâng*)".

Causas:

· Calor tóxico exuberante en la sangre (血熱毒熾盛 *Xuè rè dú chì shèng*).
· Estasis de sangre con Vacío del Qì (血瘀氣虛 *Xuè yû qì xû*).
· Sobrepresión de Hígado con estancamiento del Qì (肝鬱氣滯 *Gân yù qì zhì*).
· Vacío del *yîn* con Fuego refulgente (陰虛火旺 *Yîn xû huǒ wàng*).

· **Lupus eritematoso sistémico** (系統性紅斑狼瘡 *Xì tǒng xìng hóng bân láng chuâng*).

Trastorno crónico multisistémico que afecta a la piel, a las articulaciones, a los tendones y otros tejidos conectivos e, incluso, a diversos órganos. Sus manifestaciones clínicas incluyen fiebre, eritema, erupciones en la piel, púrpura, pérdida de cabello, vasculitis, artritis, mialgias, anemia, enfermedad de Raynaud, leucopenia, trombocitopenia, pleuresía, desórdenes pulmonares, cardíacos, renales y del sistema nervioso. En términos de medicina china, el lupus eritematoso se llama *hóng bân láng chuâng* (紅斑狼瘡). En función de sus signos se describe "sangrado espontáneo de las carnes (*Jî nù*)", "epidemia de las uvas (*Pú táo yì*)", "úlceras bucales (*Kǒu gân*)", "impedimento móvil (*Xíng bì*)", "hinchazón por agua (*Shuǐ zhǒng*)", "consunción y agotamiento (*Xû láo*)", "epilepsia (*Diân xián*)", "retirada y manía (*Diân kuáng*)"…

Causas:

· Acumulación de mucosidades–fluidas (痰飲積 *Tán yǐn jî*).
· Calor exuberante en el Qì (氣營分熱盛 *Qì yíng fēn rè shèng*).
· Estasis de Calor dañando el Riñón (熱瘀傷腎 *Rè yû shâng shèn*).
· Estasis de Calor penetrando en el cerebro (熱瘀入腦 *Rè yû rù nǎo*).
· Estasis de sangre con estasis de Calor (血瘀熱瘀 *Xuè yû rè yû*).
· Vacío de la sangre con sobrepresión de Calor (血虛鬱熱 *Xuè xû yù rè*).
· Vacío simultáneo del Qì y del *yîn* (氣陰兩虛 *Qì yîn liǎng xû*).
· Vacío del *yáng* de Bazo y Riñón (脾腎陽虛 *Pí shèn yáng xû*).
· Vacío del *yîn* con Calor interno (陰虛內熱 *Yîn xû nèi rè*).

· **Miastenia gravis** (重症肌無力 *Zhòng zhèng jî wú lì*).
Los anticuerpos del sistema inmune atacan a los receptores de los músculos alterando la transmisión de acetilcolina en las uniones neuromusculares. La

transmisión de los impulsos nerviosos a los músculos se ve afectada con la consiguiente debilidad muscular. Sufren daño músculos que controlan el movimiento de los ojos y párpados, la expresión facial, la masticación, el habla y la deglución junto a los que controlan la respiración. En medicina china se corresponde con "discapacidad ocular (*Yǎn fèi*)", "párpados caídos (*Jiǎn chuí*)", "visión doble (*Shì qì*)", "cabeza inclinada (*Tóu qîng*)", "patrón de atrofia (*Wěi zhèng*), o "caída del gran Qì (*Dà qì xià xiàn*)".

Causas:
· Vacío del Qì de Bazo (脾氣虛 *Pí qì xû*).
· Vacío del Qì y del *yîn* de Bazo y Riñón (脾腎氣陰虛 *Pí shèn qì yîn xû*).
· Vacío del *yáng* de Bazo y Riñón (脾腎陽虛 *Pí shèn yáng xû*).
· Vacío del *yîn* de Hígado y Riñón (肝腎陰虛 *Gân shèn yîn xû*).

· **Polimiositis / dermatomiositis** (多肌炎/皮肌炎 *Duô jî yán/pí jî yán*).
Enfermedad del tejido conectivo que se caracteriza por cambios inflamatorios y degenerativos en los músculos. Si estos cambios afectan a la piel, se llama "dermatomiositis". En medicina china se corresponde con "patrón de atrofia (*Wěi zhèng*)", "impedimento (*Bì zhèng*)", "impedimento de las carnes (*Jî bì*)", o "impedimento de la piel (*Pí bì*)".

Causas:
· Calor en Pulmón dañando los líquidos (肺熱傷津 *Fèi rè shâng jîn*).
· Calor tóxico exuberante (熱毒熾盛 *Rè dú chì shèng*).
· Estasis de sangre obstruyendo los colaterales (血瘀受阻絡脈 *Xuè yû shòu zǔ luò mài*).
· Humedad–Calor humeando internamente (濕熱內蘊 *Shî rè nèi yùn*).
· Vacío y debilidad de Bazo y Estómago (脾胃虛弱 *Pí wèi xû ruò*).
· Vacío del *yáng* de Bazo y Riñón (脾腎陽虛 *Pí shèn yáng xû*).
· Vacío de la sangre de Hígado y del *yîn* de Riñón (肝血腎陰虛 *Gân xuè shèn yîn xû*).
· Viento–Humedad–Calor dañando la sangre (風濕熱傷血 *Fēng shî rè shâng xuè*).

· **Púrpura Trombocitopénica Idiopática** (特發性血小板減少性紫癜 *Tè fâ xìng xuè xiǎo bǎn jiǎn shǎo xìng zǐ diàn*).
Desorden cuantitativo de las plaquetas causado por anticuerpos dirigidos contra ellas. Existen dos tipos de púrpura trombocitopénica idiopática: agudo o crónico. La primera suele producirse en los niños; la segunda, en los adultos. En ambos casos, las hemorragias pueden ser leves o graves. En el tipo agudo

se produce una aparición súbita de plaquetas púrpuras y un sangrado de las mucosas sin otros síntomas. En el crónico, aparecen hemorragias como sangrados nasales o menstruaciones abundantes. En medicina china se corresponde con "consunción y agotamiento (*Xû láo*)" o con "máculas púrpuras (*Zǐ bân*)".

Causas:

· Estasis de sangre (血瘀 *Xuè yû*).

· Movimiento frenético de sangre caliente (血熱狂暴運動 *Xuè rè kuáng bào yùn dòng*).

· Vacío de Bazo y Riñón (脾腎虛 *Pí shèn xû*).

· Vacío simultáneo del Qì y del *yîn* (氣陰兩虛 *Qì yîn liǎng xû*).

· Vacío del *yîn* de Hígado y Riñón con Calor interno (肝腎陰虛內熱 *Gân shèn yîn xû nèi rè*).

• **Síndrome de Sjögren** (乾燥綜合症 *Gân zào zòng hé zhèng*).

Patología crónica del tejido conectivo caracterizada por hipersecreción de las glándulas lacrimales y salivares. Como consecuencia, se produce sequedad de la córnea, de la conjuntiva y de la boca. Otros órganos afectados pueden ser los pulmones, el corazón, la tráquea, la piel, la vagina y los nódulos linfáticos. En términos de medicina china se corresponde con "patrón de sequedad (*Zào zhèng*)", "impedimento generalizado (*Zhôu bì*)", o "impedimento de las vísceras y las entrañas (*Zàng fǔ bì*)".

Causas:

· Estancamiento del Qì con estasis de sangre (氣滯血瘀 *Qì zhì xuè yû*).

· Obstrucción de Humedad–Calor (濕熱痹阻 *Shî rè bì zǔ*).

· Sequedad perversa atacando al Pulmón (燥邪犯肺 *Zào xié fàn fèi*).

· Toxicidad congestionada obstruyendo los colaterales (毒壅受阻絡脈 *Dú yông shòuzǔ luò mài*).

· Vacío del Qì y del *yáng* (氣陽虛 *Qì yáng xû*).

· Vacío del *yîn* de Bazo y Estómago (脾胃陰虛 *Pí wèi yîn xû*).

· Vacío del *yîn* de Hígado y Riñón (肝腎陰虛 *Gân shèn yîn xû*).

· Vacío del *yîn* Pulmón y Estómago (肺胃陰虛 *Fèi wèi yîn xû*).

· Vacío del *yîn* de Pulmón y Riñón (肺腎陰虛 *Fèi shèn yîn xû*).

• **Tiroiditis de Hashimoto** (橋本甲狀腺炎 *Qiáo běn jiǎ zhuàng xiàn yán*).

Se trata de una inflamación persistente y de desarrollo lento de la tiroides que comporta un hipofuncionamiento de esta glándula. Aparece intolerancia al frío, sobrepeso, fatiga, estreñimiento y un ensanchamiento del cuello o, directamente, bocio. En medicina china se corresponde con "bocio (*Yǐng qì*)", "obesidad (*Féi pàng*)", "fatiga (*Pí juàn*)", "estreñimiento (*Biàn mì*)", o "hinchazón de la cara (*Miàn fú*)".

Causas:

· Mucosidades solidificadas con estasis de sangre (痰凝血瘀 *Tán níng xuè yû*).

· Sobrepresión de Hígado con nódulos de mucosidades (肝鬱痰核 *Gân yù tán hé*).

· Vacío del Qì de Bazo (脾氣虛 *Pí qì xû*).

· Vacío del *yáng* de Bazo y Riñón (脾腎陽虛 *Pí shèn yáng xû*).

A la **'Ciencia Oficial'** puede que le resulten absurdos los términos con que se concibe y explica el abundante despliegue con que la enfermedad autoinmune se presenta pero, para quienes cultivamos la medicina china, nos resulta de gran utilidad conocer los **síndromes energéticos** que acunan tan colosal fratricidio.

En los siguientes párrafos ahondaremos en factores que, según nuestras reflexiones, deben ser más ampliamente descritos.

Dentro de los 5 Reinos, **Wu Xing** 五行, el del Fuego consta de 4 vectores en consonancia, dos a dos, con 2 trigramas del Octograma:

· **Fuego Material**: Corazón, 心 *Xin,* e Intestino Delgado, 小腸 *Xiaochang*. Trigrama del Fuego, 離 Lí, y Vaso Maravilloso Yang Keo 陽蹻.

· **Fuego Inmaterial**: Xin Bao 心包 (Maestro del Corazón) y San Jiao 三焦 (Triple Recalentador). Trigrama del Cielo, 乾 Qian.

La *danza de materia y levedad* permite que surjan los '**3 Fuegos** (*san huo* 三火)' que *alimentan la vida* (fig. 31):

· **Fuego Ministerial** (相火 *Xiâng Huô*). Dependiente de Xin Bao, Maestro del Corazón (conserva los Yîn y los aspectos mentales) y de San Jiao, Triple Recalentador (controla y regula las funciones Yàng). Este Fuego sirve y protege al Corazón (El Emperador) coordinando la dinámica de los 5 Reinos y distribuyendo el Qi de manera equitativa. El Fuego Ministerial difunde su acción a través del "Yáng menor" (少陽相火 *Shâoyáng Xîang Huô*). Como Ministro, gobierna el Qì Original del Triple Recalentador.

· **Fuego Imperial** (君火 *Jûn Huô*). Contacta con la energía general del *zàng* Corazón que es purificada por el *fu* Intestino Delgado. Además, el Fuego Emperador gobierna la "Claridad del Espíritu" (神明 *Shén Míng*), y la conciencia (精神 *Jîng Shén*). Al Fuego del Corazón también se le llama el "Fuego Emperador del Yîn Menor" (少陰君火 *Shâoyîn Jûn Huô*).

· **Fuego Auxiliar** (助火 Zhù Huǒ) cuya residencia es la "Puerta de la Vida" (命門 Mìng Mén). Desde allí se despliega para nutrir a todos los *zang–fu* utilizando las vías de San Jiao y Xin Bao.

La medicina china destaca **dos tipos de Fuego vivificante en el cuerpo**: El **Fuego Emperador** (君火 Jûn huǒ) [Fuego del Corazón (Xin Huo 心火), Fuego Emperador del Yîn menor (少陰君火 Shǎo yîn jûn huǒ)] y el **Fuego Ministerial** (相火 Xiâng huǒ).

Ambos Fuegos se interconectan pero el Fuego Emperador es supremo. En los **5 Reinos** (五行 Wǔ Xíng), el Fuego Emperador engloba al Intestino Delgado (小腸 *Xiaochang*), mientras que el Ministerial abarca al Maestro del Corazón (Xin Bao 心包) y al Triple Recalentador (San Jiao 三焦).

El Fuego Emperador *calienta* y nutre los vasos sanguíneos para que la sangre no se estanque y circule por todo el organismo además de custodiar **"La Claridad del Espíritu"** (神明 Shén Míng) y la Conciencia como **"Aroma del Espíritu"** (精神 Jîng Shén). Si la "Claridad del Espíritu" es correcta, la conciencia será clara, la reflexión, rápida y el sueño profundo. De lo contrario, si es inadecuada, la persona presentará reacciones lentas, mala memoria, somnolencia, insomnio o palpitaciones.

Ambos Fuegos *calientan* los órganos internos para facilitar las transformaciones. El Fuego Ministerial es el Fuego de **"La Puerta de la Vida"** (命門 Mìng Mén), arraigado en el Calentador Inferior. Difunde su acción a través del Yáng menor (少陽 Shǎo yáng). Realmente, "La Puerta de la Vida", en sus atribuciones de **Fuego Auxiliar** del Corazón (助火 Zhù Huǒ), es el origen del Fuego Ministerial que gobierna el Qì Original del Triple Recalentador.

De todas las **Energías Perversas** (邪氣 Xié Qì), el Fuego es la más violenta y destructora dado que, en medicina china, **las patologías internas por Calor pueden relacionarse con desórdenes del Fuego Emperador y/o Ministerial. Veremos la importancia de estos conceptos aplicados a la enfermedad autoinmune.**

Las dolencias generadas por Fuego pueden pertenecer a un **Vacío** (虚 Xû) o a una **Plenitud** (實 Shí):

· Cuando derivan de un desarreglo del Qì, de la sangre, del *yîn* y/o del *yáng* y de los fluidos, forman parte de un 'Cuadro de Vacío'.

· Cuando provienen de un estancamiento del Qì (氣滯 *Qì zhì*), estasis de sangre (血瘀 *Xuè yû*) o retención de alimentos (食滯 *Shí zhì*), pertenecen a un 'Cuadro de Plenitud'. En todo caso, cuando un paciente padece una enfermedad causada por Fuego Interno se considera, simplificando, **'Enfermedad del**

Fuego' (火病 Huǒ bìng) cuyo origen responde a desajustes del Fuego Emperador y/o el Fuego Ministerial.

En el **Sù Wèn** 素問 aparecen por primera vez los conceptos de Fuego Emperador y de Fuego Ministerial integrados en unas clarificadoras líneas: *"el fuego emperador* [Corazón–'Claridad del Espíritu'] *pertenece a la claridad, el fuego ministerial pertenece al trono (*君火以明相火以位 *Jûn huǒ yǐ míng xiâng huǒ yǐ wèi)"*. El **Fuego Ministerial del Triple Recalentador** pertenece al Yáng menor (少陽相火 Shǎo yáng xiâng huǒ) y dos son sus principales funciones:

· La transformación del Qì (氣化 *Qì huà*): Transmuta el Agua del Riñón, la Esencia (精 Jîng).

· La producción y transformación (生化 *Shēng huà*): Madura y fermenta el agua y los cereales (水谷 *Shuǐ gǔ*). Por ello,decir que 'el Fuego Ministerial pertenece al trono'(相火以位 *xiâng huǒ yǐ wèi*) quiere decir que el Triple Recalentador, como *asiento* del Corazón, rige la vida del ser humano ya que el Emperador necesita de él para *aposentarse* y poder calentar y nutrir el organismo.

El **Sù Wèn** 素問 indica los tratamientos (治法 *Zhì fǎ*) útiles ante enfermedades del Fuego Emperador y/o Fuego Ministerial:

· Mantener el Fuego Ministerial con el Agua.

· Conservarel Fuego Emperador con la Esencia *yîn*.

En condiciones normales, el Agua–*yîn* nutre el Fuego Ministerial y la sangre el Fuego Emperador. Si ni el agua ni la sangre resultan *nutritivas*, el desajuste entre ambos Fuegos se hará presente.

Las **funciones del Fuego Ministerial** se manifiestan en:

1º– La transformación del Qì: Según el Líng Shû 靈樞 ('Eje Espiritual'), al gobernar el Yáng menor, y pertenecer este al Riñón relacionado con el Pulmón, rige los dos órganos. El Pulmón es la *fuente superior* del Agua y el Riñón la *fuente inferior*. El Fuego Ministerial mantiene una íntima relación con el Agua. Por ello, el "Clásico del Emperador Amarillo" (黃帝內經 Huáng dì Nèi Jîng), enuncia que *"bajo el fuego ministerial hay el agua que lo mantiene y lo nutre"*. Por lo tanto, el Fuego Ministerial es el **Fuego Verdadero** que se aloja en el Riñón siendo la raíz del Yáng Qì del cuerpo.

Evaporar y transformar el Agua del Riñón (la Esencia) por parte del Fuego Ministerial es lo que se entiende por 'transformación del Qì (氣化 *Qì huà*). El Qì Original (原氣 Yuán Qì) es el resultado de la mutación del Qì que arraiga las cinco vísceras, las seis entrañas y los doce meridianos difundiéndose por todo el organismo a través del Triple Recalentador (三焦 Sân Jiâo). **Zhâng Yuán Sù** solía decir que *"la puerta de la vida es el origen del fuego ministerial* *que gobierna el Qì original del triple recalentador"*. El ascenso y la actividad del Qì dependen de las funciones del Fuego Ministerial. Cuando *calienta el Pulmón, la fuente del agua puede continuar brotando*. **En síntesis, el Fuego Ministerial gobierna el ascenso, el descenso, la entrada y la salida del Qì**.

2º– La generación y la transformación: En el Octograma, el trigrama Qiân (乾) se corresponde con el 'Fuego Ministerial del Yáng menor del Triple Recalentador'. El trigrama Kûn (坤) con el Bazo–tierra del Yîn supremo. Qiân y Kûn se reúnen en el Palacio Central. El Fuego Ministerial genera el Bazo. Gracias a la función de maduración, de fermentación, de generación y de transformación del Fuego Ministerial el Bazo puede transformar los alimentos, las bebidas y transportar su *esencia* por todo el cuerpo. Por lo tanto, sus funciones representanla generación y transformación de la Esencia del Cielo Posterior (後天之精 *Hòu tiân zhî jîng*) y del Qì del Estómago (el Fuego Ministerial es el *preceptor* del Qì del Estómago).

Las tres vísceras que gobiernan el agua (Riñón, Bazo y Pulmón) mantienen vínculos estrechos con este tipo de Fuego:

· El Pulmón (Fuente Superior del Agua) nutre el Fuego Ministerial.

· El Riñón (Fuente Inferior del Agua) gobierna la *esencia* de las cinco vísceras.

· El Bazo tutela el Qì del Estómago y de las cinco vísceras.

El Fuego Emperador se manifiesta en:

1º– Calienta y nutre los vasos sanguíneos: Reside en el Corazón y le corresponde el trigrama Lí (離). El exterior de este trigrama es *yáng*, el interior *yîn*: *yîn dentro del yáng*. El *yîn* tiene forma. Por ello decimos que el Fuego Emperador tiene forma y se aloja en el pecho. El Corazón gobierna la sangre (心主血 *Xîn zhǔ xuè*). **Zhâng Jîng Yuè** opinaba que la sangre era la *esencia–yîn*. En el trigrama Lí, el *yîn* es un *yîn* verdadero. En el trigrama Kǎn (坎) el *yáng* es un *yáng* verdadero. Su exterior es *yîn* y el interior *yáng* (*yáng* dentro del *yîn*). Siguiendo estos conceptos, en medicina china se dice que *"bajo el Fuego Emperador hay una esencia yîn que lo mantiene"*.

2º– Gobierna la "Claridad del Espíritu": Cuando el ascenso y el descenso del *yîn* y del *yáng* corporales están en armonía y el Qì vital, el Emperador calienta y nutre el *yîn–sangre* para distribuirlo por todo el cuerpo.

3º– Nutre el Espíritu del Corazón (心神 *Xîn Shén*).

Veamos con mayor detenimiento los **atributos del Triple Recalentador** (三焦 *Sân Jiâo*) que, perteneciente al Reino del Fuego Inmaterial, *"tiene nombre* *pero no tiene forma"* (有名無形 *Yǒu míng wú xíng*). Al carecer de referencias anatómicas, su trascendencia reside en sus funciones. Administra todos los procesos del Qì y sus transformaciones (三焦主持豬氣總司氣機氣化 *Sân jiâo zhǔ chí zhû qì, zǒng sî qì jî qì huà*). Las **mutaciones del Qi** permiten al organismo mantener un equilibrio dinámico. Es a partir de ellas como se conforman el propio Qì, la sangre, la Esencia del Cielo Posterior y los fluidos. Todo ello se recrea mutuamente produciendo la separación entre lo 'puro' y lo 'turbio' siendo este último expulsado del cuerpo mientras que lo 'puro' se reutiliza. *"El agua que se dispersa es el Qì y el Qì que se acumula es el agua"*. Uno y otra se engendran mutuamente. Estas *mudanzas* **del Qì** transforman la Esencia (精 Jîng) en el Qì Original (原氣 Yuán Qì) impulsor de todas las transformaciones del organismo.

Siendo el Fuego Ministerial del San Jiao el **Yáng Original** (原陽 Yuán Yáng) asociado con el Cielo Anterior, su tarea es convertir la Esencia del Riñón en Qì Original cuya vía de circulación es el propio Triple Recalentador que:

•*"Desobstruye las vías del agua y transporta el agua y los humores"* (三焦疏通水道運行水液 *Sân jiâo shû tông shuǐ dào, yùn xíng shuǐ yè*).

•*"Es el oficial responsable de las esclusas, las vías de agua emanan de él"* (三焦者 決瀆之官水道出焉 *Sân jiâo zhě, jué dú zhî guân, shuǐ dào chû yân*).

•*"Gobierna las compuertas"* (三焦主決瀆 *Sân jiâo zhǔ jué dú*).

Zhâng Yuán Sù escribió en su libro "Una Bolsa de Perlas" (Zhēn zhû náng) que *el triple calentador es la función del fuego ministerial que difunde el Qì original de la puerta de la vida. Gobierna el ascenso, el descenso, la entrada y la salida. Desfila entre el Cielo y la Tierra. Es la comprensión global del Qì de las cinco vísceras y de las seis entrañas, de la construcción y la defensa, de los canales y los colaterales, del interior y del exterior, del arriba y del abajo, de la izquierda y la derecha. Es la casa de los negocios de la víscera de la esencia del centro. Arriba, gobierna la absorción; en el centro, la transformación; y abajo, la salida".*

El **San Jiao** o Triple Recalentador es la función del Fuego Ministerial que difunde el Qì Original de la 'Puerta de la Vida"(Ming Men). Tutela los cuatro movimientos del Qì: ascenso, descenso, entrada y salida. Representa la suma total del Qì y **estrecha relaciones con la Energía Centinela Wei Qi** 衛氣.

El Recalentador Superior gobierna la absorción del aire; el Medio, la transformación y el transporte de los alimentos y el Inferior, la excreción de lo impuro (heces y orina). En conjunto, simboliza aquello que lo mantiene todo unido y trabajando al unísono.

Veamos la **patología del Fuego Ministerial** (Xiang Huo Bing Li 相火病理). Perteneciente al Triple Recalentador (三焦 San Jiao) dirige todos los aspectos del Qì (氣分 Qì fen) y es nutrido por el Agua. Un Fuego Ministerial *exuberante* se considera Yáng Fuego (陽火 Yang Huo). Su desajuste suele manifestarse con fiebre elevada y déficit de Agua. Existen tres **factores** que causan este ascenso hiperactivo (相火上亢 Xiang huo shang kang):

1º– Cuando los Siete Sentimientos (七情 Qi Líng) están desordenados, el Fuego Ministerial se agita y quema el Agua del Riñón.

2º– El desgaste sexual provoca una insuficiencia de la Esencia (精不足 *Jing bu zu*) y del Agua del Riñón de manera que el Fuego Ministerial se vuelve *exuberante*.

3º– Cuando tras una enfermedad febril (溫病 *Wen bing*) los fluidos no se restablecen, el Agua del Riñón es deficiente y los vasos no están *humedecidos*. Esto provoca que el Hígado no esté nutrido con lo que la Madera se quema en exceso, avivándose por causa del Viento Interno, y acelerando al Fuego.

Estos factores permiten deducir que el origen de las Enfermedades del Calor, por plétora del Fuego Ministerial, está en el Yáng menor del Triple Recalentador. Sus **mutaciones patológicas** se manifiestan en:

· Si el Fuego Ministerial es *exuberante*, quema el *yin* del Pulmón, del Bazo y del Riñón.

· Si el Fuego Ministerial se congestiona en el meridiano de Riñón, se producen "Los Cuatro Contrarios" (四逆 *Sì ni*), enfermedad del Shao Yin en la que el organismo se intoxica por la desarmonía Hígado–Bazo.

· Si el Fuego Ministerial es excesivo, el Qì se satura de Calor manifestando "Los Cuatro Grandes (四大 *Sì dà*): fiebre elevada, transpiración abundante, sed intensa y pulso amplio.

· Si el Fuego Ministerial quiere emerger debe escoger la vía del Yang menor cuyos síntomas son: sabor amargo en la boca, sequedad de garganta y vértigo.

· Si el Fuego Ministerial alcanza el Yang Supremo lo enfermará.

· Si el Fuego Ministerial ataca el Yang Brillante también enfermará.

· Si el Fuego Ministerial ataca simultáneamente el Yang Supremo y el Yang Brillante los tres Yang estarán enfermos.

· Si el Fuego Ministerial ataca al meridiano del Hígado, el Viento se agitará.

·**Si el Fuego Ministerial ataca al Corazón, usurpa el lugar del Fuego Emperador** y el Espíritu del Corazón (心神 Xîn shén) quedará perturbado y delirante. Veremos la **importancia** de este último concepto **en la génesis de la enfermedad autoinmune**.

El **ascenso hiperactivo del Fuego Ministerial** (相火上亢 Xiang Huo Shang Kang) presenta diversos patrones cuyos nombres, tal vez poéticos, no deben menospreciarse. Entre los más destacado se encuentran:

· Agitación frenética del Fuego Ministerial (相火妄動 Xiang huo wang dong).

· Vacío del *yin* del Riñón con Fuego Exuberante (腎陰虛火旺 Shen yin xu huo wang).

· Vacío del *yin* con Fuego Exuberante (陰虛火盛 Yin xu huosheng).

· Vacío del *yin* con crecimiento del Fuego (陰虛火旺 Yin xu huo wang) o "Fuego del Dragón flotando hacia arriba" (龍火上浮 Long huo shang fu). En párrafos anteriores vimos la importancia de los míticos animales **Tigre y Dragón** en los procesos de la Energía Patógena Latente (Fig. 13, 14 y 16).

Todos estos patrones surgen de un mismo origen: el **Vacío de *yin* del Riñón que no puede retener el Fuego *yang* en su ascenso**. El *yin* y el *yang* son interdependientes (陰陽相互依存 Yin yang xiang hu yi cun). El primero gobierna el Frío y el segundo, el Calor. Cuando ambos están equilibrados, el *yin* es consistente y el *yang* está calmado. Pero si pierden este equilibrio, el *yin* no podrá controlar el *yang* promoviendo la hiperactividad de éste (陽亢 *Yang kang*) en forma de "Calor–Vacío–Interno" (虛熱內生 Xu re nei sheng) con ascenso de Fuego Ministerial.

Este anómalo 'ascenso' presenta signos de un Vacío del *yin* del Riñón junto con Calor–Vacío (虛熱 *Xu re*) que debilitan "La Cámara de la Esencia" (精房 *Jing fang*) y los "orificios puros" —órganos sensoriales— (清竅 *Qing qiao*).

Los tratamientosque suelen recomendarse consisten en enriquecer el *yin* del Riñón (滋補腎陰 Zi bu shen yin) y drenar el Fuego Ministerial (清泄相火 Qing xie xiang huo).

Para la medicina china, el Fuego puede ser fisiológico o patológico, interno o externo. El fisiológico hace referencia al Yang Qì necesario para mantener las actividades vitales, transportar y transformar. Recibe el nombre de "Fuego menor" (少火 Shao Huo)" y alimenta el 'Qì Correcto' (正氣 Zheng Qi). Paralelamente, también existe un Fuego patológico generado por exceso del Yang Qì (陽常太過 Yang chang tai guo) que consume el 'Qì correcto' del organismo. Este Fuego es conocido como "Fuego Vigoroso (壯火 Zhuang Huo)" y puede ser tanto interno como externo.

El *yang* Qì del Riñón también es conocido como el "**Fuego de la Puerta de la Vida** (命門火 Ming Men Huo)" o "**Fuego del Dragón** (龍火 Long Huo)". A su vez, el *yang* Qì del Hígado se conoce comoel "**Fuego del Trueno** (雷火 Lei Huo)". Tanto el Fuego Emperador como el Ministerial pueden adoptar la intensidad de Fuego Menor o Vigoroso. El primero, calienta y nutre los vasos sanguíneos, la circulación de la sangre y gobierna la "Claridad del Espíritu". Vuelto exuberante (心火盛 Xin huo sheng) se convierte en patológico. De la misma manera, un ascenso hiperactivo del Fuego Ministerial (相火上亢 Xiang huo shang kang) se convierte en malsano. Un Fuego Ministerial entendido como **"Fuego del Dragón Flotando Hacia Arriba"** (龍火上浮 Long Huo Shang Fu) quema el *yin* del Pulmón, del Bazo y del Riñón y, además de ofuscar el Espíritu del Corazón (神心 Shen Xin), es causa, como veremos, de **patologías autoinmunes**.

Cuando el Fuego Ministerial se *agita* se provoca deficiencia del *yin* de Riñón que, a su vez, exacerba el Fuego *acosando* al Espíritu del Corazón. Si el Fuego Ministerial asciende con brusquedad al Calentador Superior se *desatiende* al Inferior y, como consecuencia, provoca un vacío de *yang* del Riñón.

Cuando *"el fuego no puede regresar a su origen"* (火不歸源 Huo bu gui yuan) el deficiente Riñón se vuelve contra el Pulmón. En este caso, el Qì del Pulmón no podrá mantener su labor de "Maestro de la Energía". Uno de los tratamientos indicados consiste en *"enriquecer el yin y devolver el fuego a su origen"* (滋陰引火歸原 Zi yin yin huo gui yuan).

· "DEVOLVER EL FUEGO A SU ORIGEN" 引火歸原 *Yǐn huǒ guî yuán*

"Todos los elementos, cuando están fuera de su sitio natural, desean volver a él, principalmente el fuego, el agua y la tierra"
(Leonardo Da Vinci)

Según hemos ido exponiendo, el Fuego Ministerial es el Fuego de la Puerta de la Vida (命門 Ming Men) asociado al *yáng* del Riñón y en sintonía con el Fuego Emperador. Ambos Fuegos avivan el *yáng* Qi de cada órgano interno para que pueda realizar sus funciones de manera solidaria pero **el Fuego Ministerial sólo es saludable cuando permanece tranquilo** (平 *Ping*) **en el Calentador Inferior** (下焦 *Xia Jiao*). Si por alguna razón se *agita* convirtiéndose en excesivo, lo *arrasa* todo a su paso.

El Calor en el Calentador Inferior, tanto si es por Plenitud (實熱 *Shi re*) como si es por Vacío (虚熱 *Xu re*), se origina por un déficit del *yin* del Riñón y del Hígado produciéndose un ascenso impetuoso del Fuego Ministerial.

La vertiente fisiológica del Fuego Ministerial transforma el Agua del Riñón para que el Calentador Medio (焦中 Jiao Zhong) pueda asimilar los nutrientes. Si este Fuego se debilita, los órganos más afectados serían el Corazón, el Bazo y el Riñón con Vacío de Qi y sangre pudiendo llegar a un serio Vacío de *yang*.

Todo Vacío de Qi y sangre genera un desequilibrio *yin–yang* con resultado de Calor Interno.

Como hemos estado planteando a lo largo de los precedentes párrafos, el ascenso hiperactivo del Fuego Ministerial, además de perturbar la energética del Pulmón–Bazo–Estómago–Hígado–Riñón, puede originar **Viento Interno** (內風 *Nei feng*) y alterar el Espíritu del Corazón (神心 *Shen Xin*).

Indaguemos en las **causas** que pueden promover el **ascenso hiperactivo del Fuego Ministerial** resaltando dos de ellas:

· **La Humedad–Calor** (濕熱 *Shi Re*) que invade el Calentador Inferior (下焦 *Xia Jiao*) dañando el *yin* del Riñón y del Hígado.

· **Todo cuanto *desquicie* los tránsitos del Qi**:
  · Abuso de actividad física.
  · Exceso de trabajo intelectual.
  · Desórdenes sexuales (por abundancia o defecto).
  · Alcohol, tabaco y drogas.
  · Congestión por sustancias medicamentosas.

· **Hiperactividad de los órganos internos** que puede agitar al Fuego Ministerial relacionado con el *yang* Qi de vísceras y entrañas (臟腑 *zang–fu*). Rememoremos que el Fuego de la Puerta de la Vida (命門火 *Ming Men Huo*) es la fuente de todo el *yang* Qi de los órganos y se suplementa por el Fuego Ministerial. Si el *yang* Qi de cualquier *zang–fu* se vuelve hiperactivo provocará agitación y ascenso del Fuego Ministerial (相火上亢 *Xiang huo shang kang*). Las **emociones desequilibradas** que puedan *destilar* las **Almas Vegetativas** (本身 *ben shen*) que custodian los *zang*, pueden soliviantar el Fuego Ministerial.

Como consecuencia de todo ello:

1ª) Qi del Calentador Medio: Bazo y Fuego Ministerial se convierten en antagonistas cuando este Fuego invade territorio ajeno en su ascenso. La primera consecuencia es un Vacío de Bazo que produce Humedad (濕 *shi*), estanca el Qi y, con el tiempo, genera Calor (熱 *re*). El binomio de Humedad–Calor desciende al Calentador Inferior consumiendo el *yin* del Riñón y realimentando el proceso patológico.

2ª) Si el Fuego Ministerial asciende bruscamente al Calentador Superior abandona el Calentador Inferior creando un Vacío de *yang* del Riñón que puede dar lugar a un Vacío de *yang* del Bazo y retroalimentando el proceso. Finalmente, el Fuego ascendente quemaría el Qi y el *yin* de Hígado, Bazo, Estómago, Corazón y Pulmón.

3ª) Si el Fuego Ministerial se eleva hacia el Calentador Superior puede dañar el "Meridiano Unitario del Yang Supremo" (太陽 Tai Yang: Intestino

Delgado–Vegiga). Recordemos lo expuesto a propósito de las alteraciones en la permeabilidad intestinal como una de las causas de la autoinmunidad.

Los **signos principales** que delatan un ascenso hiperactivo del Fuego Ministerial son:

· Sobrexcitación sexual.

· Eyaculación precoz.

· Sofocos de calor (tanto en mujeres como en hombres) repetidos.

· Agitación mental o física.

· Sensación de calor en la parte superior y de frío en la inferior.

· Rigidez, con o sin dolor, en la parte superior de la espalda y el cuello.

· Sed.

· Lengua con pápulas en la raíz, saburra amarillenta y grasa como consecuencia de la Humedad–Calor en el Calentador Inferior.

· Lengua roja, con o sin puntos rojos en los bordes y punta, por desajustes de Hígado y Corazón.

· Pulso superficial (浮 *Fu*) y rápido (數 *Shuo*).

Todo **tratamiento** debe orientarse a "*devolver el fuego a su origen* (引火歸原 *Yĭn huŏ guî yuán*): descender el Fuego Ministerial y conducirlo a la "Puerta de la Vida" (命門 Ming Men).

Aunque no es objeto de este libro adentrarse en la farmacopea china, no nos resistimos a citar algunas **prescripciones herbales** de gran utilidad:

· 知母 **Zhî Mŭ**: Amargo, dulce y frío. Tropismo hacia el Pulmón, el Estómago y el Riñón. Sin cocción drena el Calor y el Fuego. Tostado con una solución salina (鹽炙 *Yan Zhi*) enriquece el *yin* del Riñón y hace descender el Fuego Ministerial.

· 黃柏 **Huáng Bò**: Amargo y frío. Tropismo hacia el Riñón, el Intestino Grueso y la Vejiga. Sin cocción clarifica el Calor, seca la Humedad, drena el Fuego y elimina tóxicos. Tostado con una solución salina modera el 'Calor Vacío' sometiendo al Fuego Ministerial.

· 牡丹皮 **Mŭ Dân Pí**: Amargo, picante y ligeramente frío. Tropismo hacia el Corazón, el Hígado y el Riñón. Sin cocción resuelve el Calor y refresca la sangre. Muy útil en estados avanzados de la enfermedad. Hace descender el Fuego Ministerial por Vacío del *yin* del Hígado y Riñón.

· 玄參 **Xuán Shēn**: Amargo, dulce, salado y frío. Tropismo hacia el Pulmón, el Estómago y el Riñón. Siempre sin cocción clarifica el Calor y refresca la sangre, drena el Fuego y resuelve las inflamaciones. Enriquece el *yin* del Pulmón, del Estómago y del Riñón y desciende el Fuego Ministerial.

• 胡黄連 **Hú Huáng Lián**: Amargo y frío. Tropismo hacia el Hígado, el Estómago, el Corazón y el Intestino Grueso. Siempre sin cocción hace descender el 'Calor Vacío', el 'Calor Latente' y el Fuego Ministerial. Elimina la Humedad–Calor de Estómago e Intestinos.

• 澤瀉 **Zé Xiè**: Dulce, neutro y frío. Tropismo hacia el Riñón y Vejiga. Sin cocción libera el agua, filtra la Humedad y drena el Calor. Tostado con una solución salina hace descender el Fuego Ministerial.

• 肉桂 **Ròu Guì**: Picante, dulce y caliente. Tropismo hacia el Riñón, la Vejiga, el Bazo, el Corazón y el Hígado. Siempre sin cocción repara la sangre (血分 *Xue fen*). Muy útil en la debilidad del Fuego de Ming Men. Conduce el Fuego a su origen en casos de *yang Qi flotando hacia la parte superior* (陽氣浮越於上 *Yang qi fu yue yu shang*). Una posibilidad de tratamiento es un emplaste en polvo de Ròu Guì macerado con un poco de vinagre y aplicado sobre el punto de acupuntura 1R (*Yong quan* 涌泉 "Fuente Floreciente de la Tierra").

• 懷牛膝 **Huái Niú Xî**: Amargo, ácido, dulce y neutro. Tropismo hacia el Hígado y el Riñón. Tostado con vino (酒炙 *Jiu Zhi*) activa la sangre. Tostado con una solución salina suplementa el Hígado y el Riñón. Sin cocción conduce el Fuego, la sangre y reduce el ascenso hiperactivo del *yang* del Hígado.

• 川牛膝 **Chuân Niú Xî**: Amargo, ácido, dulce y neutro. Tropismo hacia el Hígado y el Riñón. Tostado con vino activa la sangre. Sin cocción conduce el Fuego, la sangre y limita el ascenso hiperactivo del *yang* del Hígado.

• 天門冬 **Tiân Mén Dông**: Dulce, amargo y frío. Tropismo hacia el Pulmón, el Riñón y el Estómago. Tostado con miel (蜜炙 *Mi Zhi*) nutre el *yin* del Pulmón y del Estómago y clarifica el Calor. Sin cocción enriquece el *yin* del Riñón y hace descender el Fuego Ministerial.

Resumamos lo expuesto en relación al"Ascenso del Fuego Ministerial" (相火 Xiâng Huǒ) dependiente de los *desajustes energéticos* del Riñón y del Hígado.

El Fuego del Hígado inflamándose hacia arriba (肝火上炎 Gân Huǒ Shàng Yán) tiene como principales causas:

• La sobrepresión del Hígado cuyo Qi se transforma en Fuego (肝鬱化火 Gân Yù Huà Huǒ). Esta sobreabundancia (肝常有餘 Gân Cháng Yǒu Yú),con estancamiento del Qi, es causa de muchas patologías.

• Los abusos de comidas grasientas, picantes y alcohol.

• Los accesos violentos de **rabia**, los arrebatos, dañan al Hígado (暴怒傷肝 Bào Nù Shâng Gân): **Si la rabia se exterioriza**, convulsiona el Qi hepático

(怒動肝氣 Nù Dòng Gân Qì). **Si se interioriza**, provoca su estancamiento lesionando "El Centro" (Bazo–Estómago) y pudiendo elevarse para atacar el Corazón y perturbar el Espíritu (神 Shén).

·**Vacío del *yin* de Riñón que propicia el ascenso del Fuego Ministerial que, a su vez, inflama el Hígado**. Cuando el Agua–Riñón comprime su raíz *yin*, el Fuego se intensifica (水虧火旺 Shuǐ Kuî Huǒ Wàng). Este Vacío del *yin* renal favorece un progreso del *yang* de Hígado en forma de Fuego ascendente.

Sus **signos iniciales** son:

· Impaciencia, irritabilidad.
· Cefalea, vértigo.
· Sabor amargo en la boca y sequedad de la garganta.
· Ojos enrojecidos.
· Tinnitus e hipoacusia.
· Insomnio.
· Hemorragias.
· Lengua roja con saburra amarilla.
· Pulso de cuerda rápido.
· Dolor en hipocondrios.
· Estreñimiento.

La **sobrepresión de la Madera–Hígado se transforma en Fuego** (木鬱化火 Mù Yù Huà Huǒ) y la naturaleza del Fuego es inflamarse hacia arriba (火性上炎 Huǒ Xìng Shàng Yán), atormentando al Metal (木火刑金 Mù Huǒ Xíng Jîn), con la consiguiente plétora de **Flema** (Tan 痰).

Un *yang* de Hígado hiperactivo genera desorden energético cuyo *alboroto* provoca acúmulos de Humedad–Calor (Shi–Re 濕熱) que despliegan **"Viento Interno"** (內風 Nèi Fēng) consumiendo el *yin* de la sangre.

"Devolver el Fuego a su Origen Yin Huo Gui Yuan 引火歸原" supone **retornarlo al Caldero Inferior** (Xia Jiao 下焦). Para que *yin* y *yang* estén en equilibrio es imprescindible regular el Qi del Agua (Shuǐ Qí 水氣) y el Qi del Fuego (Huǒ Qi 火氣). Reduciendo y armonizando Huǒ Qi y mejorando la calidad de Shuǐ Qí se conserva la salud en armonía con las Leyes Universales de la naturaleza. Para ello son **indispensables** ciertos **puntos de acupuntura**:

·**Liberar el Viento Interno**
· 20VB *fēng chí* 風池 "Estanque de los Vientos" (tonifica el Hígado).
·**Tonifîcar la raíz *yin* del Hígado**
· 8H *qû quán* 曲泉 "Fuente de la Curva Sinuosa" (punto Ho–Agua. Limpia el Hígado de Fuego, Humedad y Calor. Nutre la sangre).

· **Reequilibrar al Hígado**

· 2H *xíng jiân* 行間 "Intervalo Activo" (punto Iong–Fuego. Elimina el Calor del Hígado).

· 3H *taì chông* 太沖 "Asalto Supremo" (punto Iu–Iunn [Tierra–Fuente]. Apaga el Viento y elimina el Calor del Hígado).

· **Tonificar la raíz *yin* del Riñón**

· 3R *taì xî* 太谿 "Torrente Supremo" (punto Iu–Iunn [Tierra–Fuente]. Enriquece el *yin*, reconstituye el Riñón, alivia el Hígado y hace descender el *yang*).

· 4RM *guân yuán* 關元 "Barrera de la Esencia Vital" (cruzamiento con los meridianos de Bazo–Hígado–Riñón. Restituye la Energía Ancestral, tonifica los riñones y regula el Caldero Inferior).

· 25E *tiân shû* 天樞 "Eje Celestial" (recibe ramificaciones del Vaso Maravilloso Chong Mo [Mar del Qi]. Fortalece el Bazo).

· 52V *zhì shì* 志室 "Asiento de la Voluntad" (elimina el Calor y la Humedad).

En síntesis: **"Proteger el Agua y calmar el Fuego"**.

Prosigamos nuestras disertaciones. **En las últimas décadas se ha descubierto algo muy importante que viene a dar la razón a la medicina china en su aserto que vincula la inmunidad no sólo con la Energía Wei Qi** 衛氣 **sino con el psiquismo emocional que emana del Shen** 神. La imagen del sistema inmune incluyendo una barrera física, la piel, y unos órganos linfáticos se ha complementado con la labor del intestino: **Stephen Wangen**, médico especializado en trastornos intestinales, afirma que el sistema digestivo necesita protección adicional porque *"es el lugar donde estamos más expuestos y más vulnerables al mundo microbiano"*.

El 70% inmunitario reviste la mucosa que cubre las paredes intestinales. Recordemos que el **Intestino Delgado** 小腸 Xiaochang, según la Ley Esposa–Esposo de los 5 Reinos Wu Xing 五行, se enlaza con el **Corazón** 心 Xin, morada del Shen.

Un **microbioma** saludable neutraliza a los patógenos evitando que se asienten y prosperen. El **apéndice**, al igual que amígdalas y adenoides, es otro elemento importante del sistema inmune puesto que ayuda a madurar los glóbulos blancos, a producir anticuerpos y almacena bacterias intestinales sanas. De nuevo Wangen declara que *"todas las drogas, productos químicos y antibióticos que tomamos han impactado el microbioma cambiando la forma en que el sistema inmunitario ve la comida"*. Los problemas inmunes que observa en su práctica clínica le lleva a enunciar que *"el sistema inmunitario es lo que crea inflamacióncomo un enrojecimiento de la zona afectada con calor e hincha-*

zón". En sí misma, la **inflamación** no es mala; también tiene un aspecto vital para la salud. Se necesita algo de inflamación para defenderse de las infecciones. La respuesta inflamatoria permite que se elimine el daño y se reconstruya el tejido sano pero debe ser un estado temporal. Cuando se activa de forma equivocada, o se convierte en crónica, señala un mal funcionamiento inmune. Según Wangen, *"si se profundiza, toda enfermedad podría ser inflamatoria en algún nivel"* y añade *"lo que podría estar detrás de una respuesta inflamatoria inapropiada podría ser algo que promueve la inflamación como el estrés crónico* [sobre el que ya disertamos]*"*.

En la actualidad, el sistema inmune, cobra la importancia que, con otros nombres, tuvo en épocas pasadas. La idea de que el cuerpo tiene el poder de curarse y protegerse de la enfermedad se ha observado durante milenios. Si estudiamos la imagen compleja del sistema inmune en la medicina moderna podremos ver que las ideas antiguas eran mucho más simples y no por ello desacertadas. Por suerte, los pretéritos conceptos comienzan a reaparecer. Prueba de ello es la **medicina china** a la que consagramos este libro. En ella no se encontrarán términos como citoquinas y células T pero sí toda una terapéutica eficaz destinada a mantener el cuerpo sano. Veremos cómo los términos que maneja son semejables a los actuales.

Mantener un buen estado del Qi 氣 significa vivir en equilibrio con la naturaleza y practicar los principios básicos de la buena salud: ejercicio, dieta saludable, reducir el estrés, pacificar las emociones... La medicina china propone tratamientos que incluyen tanto recetas herbales, algunas expuestas en párrafos anteriores, como acupuntura, moxibustión, Qi Gong. Todo ello se encamina a *modelar* el estilo de vida haciendo énfasis en la idea de **mesura** dado que los factores derivados del estilo de vida tienen un profundo efecto en la salud inmunológica.

Recapitulemos sobre los principales conceptos que la medicina china asocia con la **Autoinmunidad**. Una predisposición hereditaria defectuosa junto a deficiencias del Qi de Riñón, unidas a ciertos factores externos (estrés, emociones, patógenos...), favorecen la expresión de **Fu Qi** 伏氣 que, en esencia es **Calor Tóxico** (*du re* 毒熱), inflamatorio (*yan* 炎). La expresión de este tipo de Calor consume los líquidos y favorece el desarrollo de estasis sanguínea y **Flema** (Tan 痰) que, a su vez, alimenta los **procesos inflamatorios** (fig. 32).

La **terapéutica** debe enfocarse en:
• Vigorizar el *yang* de Riñón.
• Fortalecer la Energía antipatógena Zheng Qi 正氣.
• Restablecer la dinámica energética regulando *yin* 陰–*yang* 陽 y Qi 氣–Xue 血.

- Tonificar y nutrir los *zang–fu* 臟腑.
- Desbloquear los meridianos y sus colaterales.
- Enfriar el Calor (*re* 熱).
- Eliminar las toxinas.
- Drenar la Flema (Tan 痰).
- Potenciar la respuesta inmune normal.
- Preservar la Esencia Jing 精.

La **Esencia Jing** tiene dos propósitos principales:

· La supervivencia del organismo incluyendo la reproducción.

· El desarrollo del potencial de conciencia del individuo que se logra con las prácticas taoístas destinadas a "Cumplir el Destino" (*wán chéng mìng yùn* 完成命運). En la cultura china, el 'destino', 命 Mìng, se entiende como el "Orden de la Vida".

La Esencia Jing determina la longevidad del organismo. Existen dos causas de muerte:

· Muerte prematura accidental o intencional.

· Muerte por agotamiento de la Esencia Jing. Cuando se extingue, sobreviene la muerte.

Algunos factores que deterioran la Esencia Jing:

· No querer vivir.

· Estrés crónico.

· Agotamiento laboral y/o mental.

· Procastinación.

· Estimulantes (café, té negro, drogas…).

· Ambición.

· Dormir poco.

· Hiperactividad.

· Sobreinformación.

· Emociones fuera de control.

· Hígado caliente por rabia, frustración, falta de afectos…

· Sistema digestivo debilitado por mala alimentación: alimentos químicamente adulterados, nutrición de baja calidad.

· Riñones agotados por miedo (el futuro, la economía, los terroristas, la enfermedad, la soledad, la vejez…).

· Dolor crónico.

· Enfermedad crónica.

· Excesos sexuales.

· Menstruaciones excesivas

· Abortos.

· Embarazos pasados los 35 años.

· Contaminación atmosférica.

· Insatisfacción.

· Tendencias autodestructivas derivadas del sentimiento de culpa, la vergüenza o la baja autoestima.

Todo ello despierta a la Fu Qi 伏氣 y permite el "Ascenso del Fuego Ministerial Xiang Huo 相火"

Para preservar la Esencia Jing es necesario:

· Descubrir un Propósito Vital.

· Relaciones armoniosas.

· Cultivar una mente tranquila.

·Administrar con equilibrio la actividad Yang y el reposo Yin para evitar el desgaste y el estrés.

· No ceder al agotamiento y la obsesión.

· Estabilidad emocional.

· Hacer ejercicio regularmente.

· Alimentación saludable.

· No asumir exceso de responsabilidades que sobrecarguen la actividad Yang y reduzcan los periodos restauradores Yin.

· Terminar lo que se comienza. Nunca dejar las cosas a medias porque fragmenta la energía disponible.

· Delegar responsabilidades y abandonar el hábito de ocuparse de todo.

· Reconocer que no somos indispensables.

· Fluir con los cambios.

· Simplificar la vida descubriendo qué la deteriora.

En el "Arte de la Guerra" de **Sun Tzú**, uno de de los mejores libros de estrategia de todos los tiempos, se contemplan las relaciones entre el Agua y el Fuego: *"Agua y Fuego no se combaten entre sí"*. **Fuego–Emperador–Corazón**, junto a su *asistente* Fuego–Ministerial, y **Agua–Emperatriz–Riñón** deben respetarse mutuamente para que sus *estrategias* permitan las adecuadas labores de la Energía Centinela–[Inmunitaria]. Veamos las funciones del *zang* Riñón perteneciente al **Reino del Agua**:

• Administra la Esencia Jing.

• Florece en los huesos, las médulas, el sentido auditivo, los dientes y el pelo.

• Apoya la producción de sangre, tanto de los glóbulos rojos como de los blancos.

• Nutre los procesos reproductivos.

• Ayuda a *refrescar* el Hígado.

• Custodia la Esencia Jing gobernando los procesos de sanación.

• Controla la eficacia digestiva.

• Administra las reservas de Esencia Jing gestionando los recursos disponibles.

• Atesora el "Propósito de Vida".

Los Riñones se debilitan por:

• Todo aquello que desgaste la Esencia Jing.

• Haber sufrido rechazo tanto en la etapa prenatal como en la postnatal.

• No querer haber nacido.

• Temor a no poder satisfacer las necesidades básicas incluidas las afectivas.

• Tomar decisiones que no coinciden con el Propósito de Vida.

• Sensación de impotencia.

• Victimismo.

• Someterse a los deseos y juicios ajenos.

• Herencia familiar tanto emocional como genética.

• Desgaste sexual por abuso de eyaculaciones, reglas excesivas, sexualidad descontrolada, abortos, partos, trauma sexual.

• Dormir poco.

Sin desdeñar ni corregir ninguna de las afirmaciones que la medicina china ofrece a la hora de entender el origen y plantear tratamientos encaminados a dar alivio y cura de la enfermedad autoinmune, en el siguiente capítulo expondremos una **hipótesis** sobre las causas de esta patología y, en base a ellas, nuevas propuestas terapéuticas. Como bien indicó **Isaac Newton**, *"lo que sabemos es una gota de agua; lo que ignoramos es el océano"*. Por ello, vamos a sumergirnos en *zonas abisales* que puedan aportarnos nuevas claves a la hora de tratar esta dolencia.

Pretendemos, como *submarinistas de la salud*, seguir los pasos de **Jacques Cousteau** aprendiendo de una de sus célebres frases: *"Yo le hago el amor al mar, otros lo atacan"*. Penetrando en la zona abisal, profunda y oscura, iremos descubriendo aquellos factores que, ocultos a la luz de lo evidente, tejen la maraña que enreda a la Energía Wei Qi 衛氣 haciendo que su labor de Centinela protector se convierta en enemiga.

Al inicio de este libro partimos del **mito del fratricidio** como *cuna* de procesos autoinmunes. Si bien pudiera parecer poética la semejanza en absoluto es fruto de mentes delirantes o pseudocientíficas. En 1960, el virólogo **Thomas Francis Jr.** describió otra metáfora inmune al abrigo del relato bíblico: el **pecado original antigénico** (*original antigenic sin*) referido a la tendencia del sistema inmunitario a utilizar su 'memoria' basada en infecciones anteriores. Cuando encuentra una segunda versión del patógeno, ligeramente diferente, el sistema inmunitario se queda "atrapado" por la primera respuesta siendo incapaz de ofrecer otras nuevas y más eficaces. Esta *pereza inmunológica* dormita en la actitud de Caín: *"Caín presentó como ofrenda al Señor algunos frutos del suelo, mientras que Abel le ofreció las primicias y lo mejor de su rebaño"* (Gén. 4:3–4).

Averigüemos qué se esconde en la *pereza* de Caín y su derivada envidia fratricida.

"El ignorante afirma, el sabio duda y reflexiona"
(Aristóteles)

CAPÍTULO 3

HIPÓTESIS SOBRE LA GÉNESIS DE LA ENFERMEDAD AUTONMUNE

"La inmunidad no es sólo sobre luchar contra los patógenos, es sobre todo aprender de ellos y saber adaptarse"(Eula Biss)

L A Wei Qi 衛氣, según la medicina china, es la **Energía Centinela** del organismo que se origina a partir de la Esencia, Jing 精, y del Qi Original Yuan Qi 原.

El concepto de Wei va más allá de la defensa del organismo puesto que incluye no sólo la relación con el entorno (patógenos), sino sus **vínculos con la Energía Psico–Espiritual Shen Qi** 神氣 dado que las vías por donde transita son las mismas.

Los **ideogramas** de **Wèi Qì** 衛氣 se componen de (fig. 33):

·衛 Wèi: Defensa. Centinela. Protección. Se desglosa en:

· Xing 行: "Desplazarse, moverse, circular".

· Wéi 韋 (simplificado: 韦). Radical nº 178: "Cuero". Aludiendo al material con que se elaboraban los escudos del ejército.

·氣 Qì: Energía de la Vida.

Su naturaleza es Yang 陽 y fluye hacia las capas más exteriores del organismo circulando por fuera de los meridianos. Entre la piel y los músculos transita por *"el territorio donde los meridianos Luo más pequeños y más superficiales circulan [sun luo y fu luo]"*. De manera portentosa, *peregrina* **sobre la epidermis**… alejada del sustrato corpóreo.

Además de regular la temperatura corporal, calienta, humedece y nutre los tejidos y difunde los líquidos orgánicos. El Pulmón es quien distribuye esta Energía por toda la superficie corporal como un *"aerosol protector"*. No en vano el Pulmón, Maestro de la Energía, *florece* en la piel. Por ello, Wei Qi controla la apertura y cierre de los poros adiestrándolos en la vigilancia de los factores patógenos exógenos para evitar la agresión de las energías perniciosas externas (Viento, Frío, Calor, Humedad o Sequedad), previniendo que penetren y dañen a los órganos internos.

Durante el día, Wei Qi se encuentra en el exterior, en la parte más superficial, recorriendo los meridianos tendino–musculares (*jing jin* 經筋) y enlazando con los Luo capilares, (*sun luo* 孫絡) y los Luo superficiales (*fu luo* 浮絡) que provienen de los meridianos Principales (*jing mai* 經脈) y:
· Cubren todo el cuerpo sin poseer puntos propios.
· Son un gran sistema de defensa por donde circula Wei Qi.
· Suponen la primera barrera frente al ataque de las Energías Perversas.

Durante la noche Wei Qi penetra por los meridianos Profundos (*jing bie* 經別) hacia el interior para proteger a los órganos–entrañas (*zang–fu* 臟腑) (fig. 34).

La Energía Wei está muy **relacionada** con el **San Jiao** 三焦 (Triple Recalentador). Wei Qi tiene sus raíces en el Jiao Inferior 三焦下 (Riñón), su arranque en el Jiao Central 三焦中 (Estómago y Bazo) y su despliegue en el Jiao Superior 三焦上 (Pulmón). Su producción y distribución depende de tres órganos principales: Riñón, Bazo y Pulmón. Los "Tres Jiaos", o Calderos, administran el Fuego Inmaterial que custodian los Campos de Cinabrio alkímicos (Dan Tian 丹田). Wei también estrecha vínculos con la Energía de los alimentos **Ying Qi** 營氣 donde:
· Yíng 營: Batallón. Campamento militar.

Estos vínculos se expresan en las conversaciones que el Emperador **Huangdi** 黃帝 mantiene con su médico personal **Qi Bo** 岐伯: *"La esencia del cuerpo humano proviene de los granos de la dieta. La comida ingresa al estómago, se digiere y luego absorbe el qi sutil a través del bazo inyectándolo en los pulmones para que los órganos internos puedan ser nutridos por el qi sutil. Entre estas esencias, la parte pura se llama "ying", y la parte sutil se llama "wei". Ying Qi corre dentro de los meridianos y Wei Qi fuera. Están conectados como un círculo sin principio ni fin".*

También la ciencia occidental relaciona la ingesta de nutrientes con los linfocitos T y B del sistema inmunitario. El biólogo molecular **Pablo José Fernández–Marcos**, en el modelo de melanoma B16–F10, observa que ciertas células (**Natural Killer, Natural Killer T y linfocitos CD8**) son **particularmente efectivas cuando se combina el ayuno con la quimioterapia**. En un modelo de adenocarcinoma de colon (MC38), se ha visto un aumento en la combinación de ayuno y quimioterapia del número de linfocitos T CD8 efectores y linfocitos CD4 Th1 dentro del tumor, con propiedades antitumorales. La respuesta mejorada por el ayuno se da tanto en ratones macho como en hembras.

El biogerontólogo **Valter Longo**, y sus colegas de la Universidad del Sur de California (EE.UU.), demuestran en un trabajo publicado en *Science Translational Medicine* que un ayuno de 2 días, en ausencia de otros tratamientos, puede retrasar la progresión de los diferentes tipos de cáncer y, en algunos casos, ser tan eficaz como los medicamentos tóxicos de la quimioterapia. La **combinación de ayuno y quimioterapia parece fortalecer las células normales** para que resistan de manera eficaz el daño de la quimioterapia. La combinación del ayuno y quimioterapia logra una supervivencia libre de cáncer a largo plazo en cerca del 40% en los ratones con neuroblastoma. Los resultados, dicen los investigadores, son particularmente relevantes para los pacientes en estadios avanzados en los que el tratamiento estándar es ineficaz.

Wei Qi 衛氣 y **Ying Qi** 營氣 **entrelazadas** como un sólo *aliento* que, de manera solidaria, impulsa los *escrupulosos* mecanismos inmunitarios. Si bien Wei es de naturaleza *yang*, *"emana de la chispa sutil del Qi del valle del agua de Bazo–Estómago"*, la naturaleza de Ying es *yin*, *"procede de la esencia del agua del valle de Bazo–Estómago"*.

El ayuno, 禁食 Jìn Shí, provoca un Vacío, *xu* 虛, descrito en el Tao Te King: *"El Tao es vacío, imposible de colmar, y por eso, inagotable en su acción. En su profundidad reside el origen de todas las cosas"*. Y más palmario aún: *"Treinta radios convergen en el centro de una rueda, pero es su vacío lo que hace útil al carro. Se moldea la arcilla para hacer la vasija, pero de su vacío depende el uso de la vasija. Se abren puertas y ventanas en los muros de una casa y es el vacío el que permite habitarla. En el ser centramos nuestro interés, pero del no–ser depende la utilidad"*. El **hexagrama 27 del Yi Jing**, Yi 頤 "Las Comisuras de la Boca. La Nutrición" (Montaña sobre Trueno), en su Sentencia dicta: *"Las palabras son un movimiento que va desde adentro hacia afuera. El comer y el beber son un movimiento que va desde afuera hacia adentro. Las dos modalidades del movimiento han de moderarse mediante la quietud, el silencio. Así el silencio hace que las palabras que salen de la boca no sobrepasen la justa medida y que tampoco sobrepase la justa medida el alimento que entra por la boca. De este modo se cultiva el carácter"* (fig. 35).

La medicina china nos ofrece unos magistrales **puntos de acupuntura** para favorecer un **ayuno energético** que permita *optimizar* la **esencia de los nutrientes** (*guqi* 谷氣) con una menor ingesta de alimentos:

· **37E** *shàng jù xû* 上巨虛 "Vacío Inmenso Superior"
Controla los movimientos del *yang* hacia el *yin*.
Punto He Especial de Intestino Grueso.

· **39E** *xià jù xû* 下巨虚 "Vacío Inmenso Inferior"
Controla los movimientos del *yin* hacia el *yang*.
Punto He Especial de Intestino Delgado.
· **1B** *yǐn bái* 隱白 "Vacío Latente"
Punto Ting–Madera.
Raíz del Vaso Maravilloso Tae Yin.
· **3B** *taì bái* 太白 "Brillantez Suprema (nombre de una Estrella)"
Punto Iu–Iunn (Tierra–Fuente).
Transforma la Humedad, ordena la energía y armoniza el Estómago.
* Recupera el sabor auténtico del alimento.
· **5B** *shâng qiû* 商丘 "Deliberación en la Montaña"
Punto King (Metal).
Vigoriza el Bazo y disuelve la Humedad.
* Distribuye adecuadamente los '5 Sabores'.
· **24R** *líng xû* 靈墟 "Vacío del Espíritu"
Libera el inconsciente.

Todos estos puntos, pertenecientes a los Reinos de la Tierra y el Agua, benefician las mutuas relaciones de Wei Qi y Ying Qi en su patrocinio de células Natural Killer, Natural Killer T, linfocitos CD8 efectores y linfocitos CD4 Th1.

Wei Qi sería como un vapor que se difunde por los espacios del cuerpo. Sus tareas son defender, proteger, cuidar, guardar y escoltar. El **ideograma** de Wei (fig. 33) presenta la idea de 'circular' de manera incansable por todos los *zang–fu* de los 5 Reinos protegiendo tanto el interior como el exterior. Para ello, *resuena* al *compás* del sol. En los textos tradicionales se dice que da **cincuenta vueltas diarias por el organismo**, 25 diurnas y 25 nocturnas, una cada 29 minutos.

Por el día lo hace por los meridianos tendinomusculares (superficiales), protegiendo al *yang* del *yang*, junto a Shen Qi.

Por la noche ya no tiene que proteger lo exterior sino el interior porque es el tiempo en que los órganos elaboran la *quintaesencia* que conforma la Energía Espiritual y origina los sueños nocturnos. Estos sueños proceden del mundo vivencial que reside en los órganos. También de noche, las Energías Hereditarias (Yuan Qi, Zong Qi y Jing Qi) se depositan en los órganos para *reponerlos*.

En los tránsitos de la Energía **Wei Qi** se diferencian **tres circuitos energéticos interconectados**:

· **Circuito rápido: Circadiano**
Según el Ling Shu 靈樞 ("Eje Espiritual") la Wei Qi circula desde el exterior al interior siguiendo la ruta de los **Meridianos Unitarios** *liu jing* 六經:

desde el Tai Yang 太陽 (Intestino Delgado–Vejiga) hasta el Shao Yin 少陰 (Corazón–Riñón) pasando por Shao Yang 少陽 (San Jiao–Vesícula Biliar), Yang Ming 陽明 (Intestino Grueso–Estómago), Tai Yin 太陰 (Pulmón–Bazo) y Jue Yin 厥陰 (Xin Bao–Hígado). **Al atardecer** (sobre las 19 h.) acude primero a Riñón (*shen* 腎), luego al Corazón (Xin 心), Pulmón (*fei* 肺), Hígado (*gan* 肝) y Bazo (*pi* 脾) siguiendo el ciclo Ke 克 de los 5 Reinos (Wu Xing 五行). Vuelve a Riñón sobre las 3–5 a.m. (la hora más *yin*). **Al despertar**, Wei Qi asciende a los ojos por los Vasos Maravillosos Yin Keo 陰蹺 y Yang Keo 陽蹺 y se *esparce* por los meridianos *yang* iniciando de nuevo el ciclo desde el Tai Yang (Intestino Delgado–Vejiga), hacia la superficie.

Durante el día circula por los meridianos tendinomusculares desde el punto 1V (*jing ming* "Pupila Clara" 睛明) y **en el tiempo nocturno**, por los órganos **a través de los meridianos distintos** desde el 1R (*yong quan* "Fuente Floreciente de la Tierra" 涌泉). La Energía Wei se acumula en los globos oculares durante la noche para ser impulsada, al amanecer, al exterior por efecto de *bombeo de los párpados* regido por una rama del meridiano del Hígado que conecta con el ojo. A partir de allí se extiende por todo el cuerpo.

· **Circuito lento: Mensual**

De 32 días. Se realiza por los Vasos Maravillosos Chong Mo 沖脈 (Mar del Qi), Ren Mai 任脈 (Mar del Yin) y Tu Mo 督脈 (Mar del Yang). Desde 1RM (*hui yin* 會陰) asciende, a través de Chong Mo, hasta el 27R (*shu fu* 俞府). Prosigue hasta 23RM (*lian quan* 廉泉) dirigiéndose hacia el 14TM (*da zhui* 大椎). Desciende por la rama interna de Chong Mo hasta el 1RM donde se reinicia el ciclo.

Puede también explicarse este circuito de la siguiente manera: Se concentra en el punto 16TM (*fēng fǔ* 風府) y salta al 13TM (*táo dào* 陶道) donde comienza el recorrido descendiendo una vértebra por día. Termina el día 22 en la última y reaparece en el punto 1RM (*huì yīn* 會陰). Desde allí asciende siguiendo el Vaso Maravilloso Chong Mo 沖脈 (Mar del Qi) hasta el 22RM (*tiān tū* 天突) donde se rezaga 9 días reapareciendo al 10º en el 23RM (*lián quán* 廉泉). A partir de ahí, enlaza con el Riñón en el circuito nocturno.

· **Circuito estacional: Anual**

Se corresponde con los 5 Reinos. Es el circuito que mejor permite apreciar los cambios de Shen Qi. Este ritmo muestra su gran pleomorfismo adaptativo puesto que varía su labor en función de las estaciones.

Los textos clásicos resaltan que Wei Qi esparce su vapor por el área comprendida entre el Corazón y el diafragma, *huang* 肓, adjudicándole a este último una importante labor energética. Diafragma, *gé* 膈, comparte ideografía con *lì* 鬲, antiguo caldero con tres patas huecas que nos recuerda a los Dan Tian 丹田 (Campos de Cinabrio alkímicos) en su correspondencia con los Tres Calderos de San Jiao 三焦 (fig. 36).

La **Energía Wei** 衛氣 **y el sistema inmune occidental** tienen **características similares**. Destacaremos la que, con motivo de este libro, nos parece más alusiva: la preservación de lo propio. Así como el sistema inmune tiene la capacidad de respetar lo privativo, la Energía Centinela dispone de mecanismos energéticos que le permiten identificar aquello que forma parte del *entramado de la singularidad del individuo*. Así es como distingue lo propio de lo ajeno en su tarea de tutelar la homeostasis psico–corporal defendiéndola de agresiones provocadas por energías patógenas externas o internas. El extraordinario potencial de salvaguarda de la Energía Wei puede perderse ante inestabilidades de la Shen Qi 神氣. En este sentido, la **enfermedad autoinmune** denota un **fallo en las relaciones Wei–Shen** que perturba la estructura energética y sus delicados *engranajes*.

El equilibrio de las energías psíquicas, Shen Qi, en su relación con el entorno corre a cargo del **Xin Bao** 心包 (Maestro del Corazón), Ministro intermediario entre el interior y el exterior. Xin Bao es quién realiza la homeostasis con el entorno activando o inhibiendo, la energía Wei. Recordemos los vínculos del Maestro del Corazón con 'el corte del cordón umbilical' (fig. 27).

Antes de desarrollar los detalles de esta *trama energética* destacaremos dos puntos de acupuntura especialmente relacionados con la Energía Wei:

·**36E** *zú sân* **lǐ** 足三里 "Divina Indiferencia Terrestre"
· Punto Ho–Mar.
· Punto preventivo del atentado por Energías Perversas (*xie qi* 邪氣).
· Facilita la eliminación de la Flema (Tan 痰).
· Rige las 5 Entrañas (*wu fu* 五腑).
· Actúa contra la insuficiencia del Yin 陰 y de la Sangre (*xue* 血).
· Corrige la plenitud de los órganos por Yang 陽.
·**14TM** *dà zhuî* 大椎 "Gran Protuberancia"
· Punto de Reunión de todos los meridianos Yang 陽.
· Repone el Qi 氣.
· Despeja el Calor (*re* 熱).
· Elimina patógenos externos por Calor (*re* 熱) o Viento–Calor (*feng–re* 風熱).
· Acción sobre la Sangre (*xue* 血). Aumenta el número de leucocitos.
· Relaja el Sistema Nervioso Simpático.
· Eleva el Yang 陽 en caso de agotamiento.

Recapitulemos para ahondar en las estrechas relaciones que determinan el correcto funcionamiento del sistema inmune. Para ello, debemos indagar en los vínculos que Wei Qi 衛氣 y Ying Qi 營氣 cultivan. El clásico concepto de 'Yingwei 營衛' se refiere al parentesco entre Ying Qi y Wei Qi. La función de Yingwei está estrechamente relacionada con Sanjiao 三焦. Asistiremos a uno de los diálogos que el **Emperador Huangdi** 黃帝 mantiene con su médico personal **Qibo** 岐伯 en el 'Canon Interno del Emperador Amarillo' (**Huangdi Neijing** 黃帝內經). Este Canon consta de dos partes:

· **Suwen** 素問 'Preguntas básicas': Establece los cimentos de la medicina china y sus métodos diagnósticos.

· **Lingshu** 靈樞 'Pivote Espiritual': Argumenta la terapia de acupuntura en detalle.

El Huangdi Neijing es el texto más antiguo de la medicina china (siglo II a. C). Se estructura como un diálogo entre el Emperador Amarillo y uno de sus médicos. En sus pláticas cuestionan las viejas creencias de que la enfermedad sea causada por influencias demoníacas ponderando los efectos naturales de la dieta, el estilo de vida, las emociones, el medio ambiente y la edad en el desarrollo de las enfermedades.El Hombre es un microcosmos que refleja el macrocosmos. Los principios del *yin* y del *yang*, que forman parte del macrocosmos, se aplican al micro–universo humano. La "versión autorizada" que se conoce hoy en día (Chong Guang Bu Zhu Huangdi Neijing Suwen 重廣補註黃帝內經素問) la compiló la "Oficina Editorial Imperial"en el siglo XI d. C. con los cimientos de la exégesis de **Wang Bing** 王冰.

Wang Bing defendió la importante tarea de los Pulmones, del Bazo y de los Riñones y expuso que las enfermedades se dividían en dos categorías:

· Las causadas por el movimiento del Qi 氣.

· Las no causadas por el movimiento del Qi 氣.

Cada categoría se clasifica como lesión externa o interna. Guiándose por el Principio de *"tratar enfermedades basado en el yin y el yang"*, enfatiza que el *yin* 陰 y el *yang* 陽, el Agua 水 y el Fuego 火, deben distinguirse claramente. Para la deficiencia de *'yin verdadero'* recomienda *"fortalecer la fuente de agua para controlar el sol"*; para aquellos procesos que cursan con energía *yang* insuficiente *"reforzar la fuente de fuego para eliminar la sombra del yin"*. También abordó las cuestiones relacionadas con la *"gobernanza positiva y la contragobernanza"*: *"Si vas en contra del qi de la enfermedad, lo tratarás correctamente y si sigues el qi de la enfermedad, lo tratarás a la inversa. Para tratar el qi de la enfermedad de manera correcta, utiliza el frío para atacar el calor y usa calor para atacar el frío"*.

Durante más de una década, Wang Bing combinó su valioso conocimiento médico para comprender el profundo significado de "Suwen". La compilación y anotaciones de Wang Bing del "Clásico Interno de Medicina del Emperador Amarillo" fueron de especial importancia en la historia y desarrollo de la medicina china.

En consonancia con nuestras reflexiones acerca de la importancia del binomio '**Ying–Wei** 营衛, degustemos algunos párrafos del **extraordinario diálogo que mantiene Huangdi con su médico–instructor Qibo**':

·**Huangdi**: *"¿Cómo pueden encontrarse el yin y el yang? ¿Cuál es la energía del campamento? ¿Por qué Wei es guardia?"*. **Qi Bo**: *"El campamento está en los meridianos y los guardias están fuera de los meridianos. El yin y el yang están entrelazados como un anillo"*.

·**Huangdi**: *"¿De dónde viene la esencia del cuerpo humano? ¿Cómo se cruzan las energías yin y yang? ¿Qué tipo de energía se llama campamento? ¿Qué tipo de energía se llama Wei? ¿Cómo se generan campamento y guardia?"*. **Qi Bo**: *"La esencia del cuerpo humano proviene de los cereales. Los alimentos ingresan al estómago, se digieren y luego absorben su Qi sutil a través del bazo para derivarlo a los pulmones de modo que todos los órganos internos puedan ser sostenidos por el Qi sutil. Entre estas esencias, la parte pura se llama 'ying', y la parte fuerte y suave se llama 'wei'. Ying Qi se mueve dentro de los meridianos y Wei Qi se mueve fuera de los meridianos. Los dos qi de Ying y Wei circulan continuamente por todo el cuerpo. Los componentes yin y yang están conectados entre sí, terminando y comenzando de nuevo, como un círculo sin principio ni fin. Este ciclo interminable es consistente con las leyes cambiantes del yin y el yang durante el día y la noche en la naturaleza"*.

· **Huangdi**: *"Las personas mayores suelen tener dificultades para conciliar el sueño por la noche. Los adultos a menudo no quieren dormir durante el día. ¿A qué se debe?"*. **Qi Bo**: *"En la flor de la vida, el Qi y la sangre son fuertes, los músculos son suaves, las vías respiratorias son dóciles y el Ying Qi y Wei Qi funcionan normalmente, por lo que están llenos de energía durante el día y duermen profundamente a la noche. Los ancianos tienen Qi y sangre débiles, músculos delgados, vías respiratorias estancadas, Qi agotado de los cinco órganos internos. Wei–Ying débiles no pueden funcionar con una coordinación normal, por lo que no tienen energía durante el día y no duermen por la noche"*.

·**Huangdi**: *"Me gustaría saber qué hicieron los guardias del campo, ¿de dónde vinieron?"*. **Qi Bo**: *"El campamento viene del recalentador medio y el guardia del inferior"*.

• **Huangdi**: *"Me gustaría escuchar lo que sale de los tres recalentadores"*. **Qi Bo**: *"El superior viene de la boca del estómago, baja por la garganta, pasa por el diafragma, se extiende por el pecho, viaja por las axilas, sigue la división de Taiyin, regresa a Yangming, sube a la lengua y desciende hasta el pie de Yangming, a menudo con Ying. Wei Qi circula durante un total de cincuenta ciclos por todo el cuerpo y luego se une a Ying Qi en el Meridiano Taiyin Pulmón de la Mano. El recalentador medio también se fusiona con el estómago. Después de salir del superior, el qi recibido en esta área secretará heces, vaporizará el fluido corporal y transformará la esencia en los pulmones. Sostiene el cuerpo. El recalentador inferior, se separa del íleon, se inyecta en la vejiga y luego se penetra. Por lo tanto, los granos de agua suelen vivir juntos en el estómago, se convierten en heces y ambos descienden al intestino grueso, en el recalentador inferior, que se filtra hacia abajo y ayuda a secretar otros jugos, que penetran en la vejiga"*.

• **Huangdi**: *"Quiero oírte hablar otra vez sobre el origen de Zhongjiao* [Recalentador Central]*"*. **Qi Bo**: *"El qi en el recalentador medio también se origina en el estómago y está debajo del lugar de donde proviene el qi del superior, que es la parte media del estómago. La función de esta parte es absorber la esencia, secretar los residuos, transpirar el fluido corporal y transformarse en esencia que luego se inyecta hacia los pulmones y se transforma en sangre. El cuerpo humano lo utiliza para sustentar todo el cuerpo. Es la sustancia más preciosa del cuerpo humano. Por lo tanto, puede viajar solo dentro de los meridianos y se llama Ying Qi"*.

• **Huangdi**: *"Me gustaría preguntar, ¿de dónde vienen los movimientos de Ying Qi y Wei Qi?"*. **Qi Bo**: *"Ying Qi proviene del recalentador medio y Wei Qi del inferior"*.

• **Huangdi**: *"La sangre y el Qi, aunque tienen nombres diferentes, en realidad son el mismo tipo de sustancias ¿Cuál es la razón de esto?"*. **Qi Bo**: *"Tanto Ying como Wei pertenecen a la esencia formada por agua y grano y la sangre es la sustancia más preciosa transformada por la esencia. Por lo tanto, aunque la sangre y el qi tienen nombres diferentes, son esencialmente el mismo tipo de sustancias"*.

Al final, **Huangdi** abrevia lo asimilado: *"Escuché que la función del recalentador superior es transportar esencia, como la niebla y el rocío que se evapora; la función del recalentador del medio es descomponer el agua y el grano, como remojar cosas y la función del recalentador inferior es excretar los desechos, como una zanja, drenando"*.

Nos hubiera encantado poder asistir en persona a tan magistral diálogo esclarecedor pero debemos conformarnos con retenerlo en la memoria sin que **las aguas del Leteo**[46] diluyan su enseñanza.

Como bien dijera **San Juan de la Cruz** en su Cántico Espiritual *"entremos más adentro en la espesura"*. Prosigamos con nuestras reflexiones. Huangdi y Qibo hablan de *'campamento'* y *'guardia'* a la hora de explicar las funciones del binomio Yingwei en su estrecho vínculo con Sanjiao 三焦 (los tres Calentadores, Recalentadores o Quemadores). Recordemos que **Ying** 營 **significa "acampar, cuartel, batallón"** mientras que **Wei** 衛 **se define como "guardia, defender, proteger"**. Llevemos estas traducciones a las palabras de Qibo: *"El campamento* [Ying 營] *está en los meridianos y los guardias* [Wei 衛] *están fuera de los meridianos. El campamento viene del recalentador medio y el guardia del inferior. Tanto Ying como Wei pertenecen a la esencia formada por agua y grano* [gu 谷]*"*.

En el Recalentador Medio, Zhongjiao 中焦, el **Estómago** 胃 asimila los nutrientes mientras que el **Bazo** 脾 se encarga de transportar la *quintaesencia* de los mismos (*gu qi* 谷氣) a los órganos y entrañas. **Ying**, el *campamento* proveniente de Zhongjiao, es un perfecto *cuartel* que custodia el entramado energético de los *zang–fu* 臟腑 mientras que **Wei** *vigila y guarda* los exteriores (fig. 37 y 38).

Tanto Ying Qi 營氣 como Wei Qi 衛氣 son generados por la Esencia del Agua y el grano forjados por el Bazo y el Estómago. Ying y Wei se coordinan entre sí para desempeñar el papel de defensa contra las Energías Perversas a la vez que regulan las actividades fisiológicas de los órganos. A pesar de sus estrechas ligazones, siguen rutas diferentes y tienen funciones distintas como ya vimos *"Ying circula por el interior de los meridianos y Wei por el exterior"*. Sus recorridos son interdependientes y se impulsan de forma mutua. Ying Qi es el Qi transformado por la Esencia, el Jing 精, del Agua y la *quintaesencia* de los granos, *gu qi* 谷氣. Tiene la función de transformarse en sangre y nutrir el conjunto del cuerpo: *"Aquello que nutre el Qi secreta sus fluidos, los inyecta en el pulso y los convierte en sangre para nutrir los cuatro extremos y sustentar los cinco órganos internos"*.

A través del **transporte y transformación del Bazo**, *pí* 脾, los alimentos se convierten en nutrientes (*"el recalentador central libera Qi como rocío"*).

---

[46] En la mitología griega el **Leteo** es uno de los ríos del Hades. Beber de sus aguas provocaba un olvido completo. Algunas religiones mistéricas enseñaban igualmente la existencia de otro río, el **Mnemósine**, cuyas aguas, al ser bebidas, hacían recordarlo todo. A ambos ríos les dedicamos unos párrafos en la 'Obertura' de este libro.

Al mismo tiempo, los nutrientes se *condensan* en *"el valle del arroyo"*, espacios entre los músculos (*"La mayor parte de la carne es el valle y la parte más pequeña de la carne es el arroyo"*). Ying Qi es la Esencia que corre por los vasos sanguíneos. Se introduce en el Meridiano Taiyin de la mano (Pulmón) para circular por los meridianos de todo el cuerpo. El Huangdi Neijing dice: *"La esencia del agua y el grano es la esencia del campamento. Puede entrar en el pulso, por lo que circula hacia arriba y hacia abajo y penetra en los órganos internos"*. Las funciones de Ying Qi y la sangre son inseparables, por eso se las conoce como **Ying Xue** 營血. La sangre, que transporta nutrientes a los órganos y tejidos, la gobierna el Corazón, se almacena en el Hígado, la tutela el Bazo, se distribuye en los Pulmones y tiene sus raíces en los Riñones.

Los **pulsos de los meridianos**, *"casas de la sangre"*, revelan las cualidades de Ying Qi puesto que circula a través de ellos. Cuando los meridianos no están obstruidos, el Ying Qi fluye con normalidad. Al mismo tiempo, la sangre es la base material de las actividades mentales. La deficiencia del Corazón y la escasez de sangre del Hígado a menudo provocan síntomas de inquietud mental dado que existe una **estrecha relación entre la sangre y el psiquismo**.

Vimos los ciclos y **recorridos** de Wei Qi. Destaquemos los **de Ying Qi**: Debuta en el meridiano Taiyin 太陰 de las manos (Pulmón 肺), recorre el Yangming 陽明 de las manos (Intestino Grueso 太腸) y conecta con el Yangming del pie (Estómago 胃) enlazándose con el Taiyin del pie (Bazo 脾). Luego regresa hacia arriba, a lo largo del meridiano Shaoyin 少陰 de la mano (Corazón 心), para alcanzar el Taiyang 太陽 de la mano (Intestino Delgado 小腸) desde donde *impregna* la parte superior de la cabeza. Desde la parte superior de la cabeza, hasta el cuello, fluye hacia el Taiyang del pie (Vejiga 膀胱). Desciende a lo largo de la columna, hasta los pies, desembocando en el meridiano Shaoyin del pie (Riñón 腎). Desde ahí, asciende hasta alcanzar al Jueyin de la mano 厥陰 (心包 Xin Bao) y siguiendo la axila, fluye hacia las palmas de las manos para arribar al Shaoyang 少陽 de la mano (三焦 San Jiao). Continúa, a través del punto Tanzhong 膻中 (17RM), hacia el Shaoyang del pie (Vesícula Biliar 膽囊) fluyendo hasta el dedo gordo del pie. Desde allí, conecta con el Jueyin del pie (Hígado 肝) para finalmente terminar en los orificios de la nariz.

Descifremos los secretos que **Ying Qi** y **Wei Qi** guardan en relación con el **sistema inmune** objeto de este libro. Para ello hemos de indagar en las claves que brindan los hexagramas vinculados a estas dos protectoras energías. Como perfectas *guardaespaldas*, **Ying Qi, el *campamento*, se emparenta con la médula ósea, el timo y el bazo mientras que Wei Qi, los *guardias*, lo hace con los linfocitos B**, **NK y T**. Sus *parentescos* son usufructuarios del eco que se desprende de las *palpitaciones* de dos importantes **hexagramas del Yi Jing** 易經. Cada una de sus seis líneas, *yáo* 爻, son los *latidos*, las *sístoles–líneas yin* (partidas) y *diástoles–líneas yang* (enteras) de la *contienda inmunitaria*.

· **Wei Qi** 衛氣 se enlaza con el **hexagrama nº 7** Shî 師 **"El Ejército"** (Tierra sobre Agua) donde a la izquierda aparece el signo fonético *dui* ·, representa las 'murallas de una ciudad', y a la derecha el radical *za* 帀, simboliza 'una bandera'. En conjunto, 'la bandera del comandante en la cima del muro'.

Impresionado por la calidad médica de los textos chinos, el misionero jesuita **Matteo Ricci** 利瑪竇 (siglo XVI) consideró que este hexagrama se refería a que *"ante el peligro agrupamos a la tropa, aunando energía, y restablecemos la disciplina"*. La **2ª línea del hexagrama** (entera–*yang*), el General, se coordina con la 5ª (partida–*yin*) que representa al Emperador que delega en la 2ª. Esta segunda línea se mantiene fiel al Soberano poniendo toda su fuerza a su servicio, subordinado y sin atribuirse la soberanía. Veremos como en la **enfermedad autoinmune**, desde el punto de vista de la medicina china, existe un *"golpe de estado"* donde el Fuego Ministerial usurpa las competencias del Fuego Imperial, el Corazón, dañando seriamente al Shen 神.

En los ideogramas que enuncia la **Sentencia** aparecen los trazos de 毒 *dû* (*"Por eso él gobierna todo bajo el cielo"* 以此毒天下) cuyo significado es 'veneno' queriendo indicar que el 'ejército' debe administrarse con sumo cuidado para que sus *extralimitaciones* no dañen el conjunto de la sociedad (fig. 39). El ataque linfocitario indiscriminado hacia 'lo propio' es causa de complicaciones autoinmunes. En la **Imagen** del hexagrama puede leerse: "地 *di* 中 *zhóng* 有 *you* 水 *shuǐ* 師 *shi* 君 *jun* 子 *zǐ* 以 *yǐ* 容 *rong* 民 *mín* 畜 *chu* 眾 *zhòng*" (*"Hay agua en medio de la tierra: liderar con experiencia. Así, el sabio, porque abraza al pueblo, contiene a las masas"*) donde 畜 *chu* ('animal doméstico, ganado') tiene la connotación de 'almacenar alimento'. Veremos cómo esta metáfora enlaza con el hexagrama adjudicado a la Ying Qi. En *chu* podemos encontrar **analogías** con los tres *fogones* del Triple Recalentador (**San Jiao Superior, Central e Inferior** 上三焦中三焦下三焦) y sus *reflejos* en los Tres Campos de Cinabrio Alkímicos (**Dan Tian Superior, Central e Inferior** 上丹田中丹田下丹田) (fig. 40).

El **hexagrama Nuclear**[47] de "El Ejército" (fig. 41) es el **nº 24** Fù 復 **"El Retorno"** (Tierra sobre Trueno). Formado por el radical 彳 *chì*, 'persona que da un paso' y el fonema 复 *fù* 'repetir'. El conjunto representa 'repetir los pasos,

---

[47] Formado por los trigramas interiores una vez que se hayan suprimido la 1ª y 6ª líneas.

regresar'. El **Juicio** nos habla de *"el retorno recurrente del yang, que se realiza "sin prisa", atrayendo la adhesión, "sin error", de las cinco líneas yin"*. Este ***retorno recurrente del yang*** para incitar al *yin* es el encargado de mantener la **tolerancia inmunitaria**. La **fragilidad de la 1ª línea** entera–*yang* (frente a cinco partidas–*yin*) puede hacer que su acción no sea inmediata ni efectiva pudiendo perderse la tolerancia citada. Su **5ª línea**, partida–*yin*, representa un **Soberano débil** que *"tiene dificultades para nutrir a los demás"* y carece del apoyo de un Ministro que pueda aconsejarle. De nuevo el *desacuerdo* entre el Fuego Imperial y el Ministerial. En su **6ª línea** partida–*yin* se lee *"Ignorar el retorno es perjudicial porque habrá desgracias y calamidades"*. Esta línea se encuentra en una situación particularmente desfavorable, siendo la única que no acepta la necesidad del retorno acumulando "daños, desgracias, calamidades y grandes derrotas". La inoperancia de los **linfocitos Treg** favorece que 'el ejército' continúe la batalla extendiéndola contra 'lo propio'.

Ambos hexagramas, 'Ejército' y 'Retorno', cumplen la tarea del sistema inmunitario en su actuar contra 'lo diferente' respetando 'lo propio': *"cada campesino, cuando amenaza el peligro* [agentes patógenos], *se convierte en soldado* [linfocitos B, NK, T] *y al término de la guerra retorna a su puesto junto al arado* [linfocitos Treg]*"*.

· **Ying Qi** 營氣 *fraterniza* con el **hexagrama nº 27 Yí** 頤 "La Alimentación" (Montaña sobre Trueno). Formado por 頁 *yè*, 'cabeza', y el símbolo fonético □ que representa una 'mandíbula': *"la cabeza de un hombre con mejillas llenas, alimentándose"*. Este hexagrama ya fue citado al hablar del ayuno (fig. 35). Su **Imagen** dicta: "君 *jun* 子 *zǐ* 以 *yǐ* 慎 *shen* 言 ***yán*** 語 *yǔ* 節 *jié* 飲 *yǐn* 食 *shí*": *"el sabio tiene cuidado con las palabras que pronuncia y se limita en la comida y la bebida"* (fig. 42).

Yí 頤 se asemeja a una boca abierta. Su significado se refuerza por los **trigramas constituyentes**: el superior, **Montaña**, representa la mandíbula superior (fija), el inferior, **Trueno**, constituye la mandíbula inferior (móvil). Su analogía con la comida es doble; por una parte, se refiere a lo que alimenta el cuerpo y por otra, aquello que nutre el Espíritu. Se trata de los alimentos que se ingieren y de las palabras que se pronuncian. El discurso, las palabras, 言 ***yán***, emanan del Corazón, del Emperador garante del Espíritu. El ideograma de Espíritu, Ling 靈, aparece en su **1ª línea** entera–*yang* (初九舍爾靈龜。觀我朵頤。凶。 *"El noveno día del mes lunar, alejas tu **divina** tortuga y me miras moviendo tu barbilla; prejuicio"*). Su **4ª línea** partida–*yin* hace referencia al Tigre objeto de previas reflexiones (fig. 13, 14 y 16): 虎 ***hǔ*** 視 *shi* 眈 *dan* 眈 *dan* 其 *qí* 欲 *Yu* 逐 *zhú* 逐 *zhú* 無 *wú* 咎 *jiù*": *"el tigre* [虎 *hǔ*] *se ve absorto y con aspecto triste,* *no te equivoques"*. La línea representa a un ministro que impone su autoridad de manera inapropiada al carecer del apoyo del débil Soberano. La **6ª línea** entera–*yang* encarna a un sabio fuerte cuya responsabilidad es la de favorecer el retorno de lo correcto (recordemos el hexagrama Nuclear de "El Ejército"). Si este sabio no mantiene un rigor extremo, coherente con su rol, *"habrá desgracias y calamidades y una gran derrota"*.

Wei Qi 衛氣 y **Ying Qi** 營氣 junto a sus **hexagramas Shî** 師 "El Ejército", con su Nuclear **Fù** 復 "El Retorno", y **Yí** 頤 "La Alimentación", son los *guardaespaldas* cuya labor es proteger 'lo interno' y 'lo externo' (fig. 43). Wei Qi se despliega principalmente por los **Meridianos Tendino Musculares**, Jing Jin 經筋, (fig. 34) presentes, sobre todo, en el **espacio peridérmico**. Jing 經 es 'meridiano' y según **Kendall**, el carácter Jin 筋 incluye tejido muscular, fascia y tendones. Al desglosar Jin 筋 se observan dos componentes:

·*zhú* □ (Radical de 竹 'bambú'). Por analogía, los segmentos articulados del bambú indican las fibras musculares longitudinales y los tendones que atraviesan las articulaciones.

·*lèi* 肋. Región costal. Siendo *lì* 力 'la fuerza, la fortaleza' precedido por el Radical *ròu* para 'carne'. Su conjunto refiere "el sonido de la fuerza".

Jin 筋 al completo representa los músculos y las fascias, junto con sus fibras de tejido conectivo y los tendones(fig. 44).

Según expusimos, **Wei Qi** 衛氣 tiene la facultad de *transitar* más allá de la piel que ciñe el cuerpo humano (fig. 34). Este *más allá* sería el **"espacio peridérmico"** que, como **interfaz biofísica**, defiende el docente e investigador de la Universidad del Franche–Comté–Besanēon **Daniel Courty**. Según sus investigaciones la piel se compone de las tres clásicas capas más una cuarta adicional:

· **Hipodermis**: La más profunda compuesta por tejido adiposo.

· **Dermis**: Tejido conectivo formado por dos subcapas intermedias (papilar y reticular).

· **Epidermis**: La más superficial. Constituida por tejido epitelial con cubierta semipermeable. Consta de cinco subcapas (basal, espinosa, granular, transparente y córnea).

· **4ª capa**: Desde la epidermis *emana un campo* que se difunde abarcando un espesor variable de entre 5–22cm. Es el **peridermo**, espacio virtual en el que se desarrollan diversos fenómenos biofísicos (*radiaciones perisomáticas*). Compone una **interfaz informativa** que pre–organiza los datos transmitidos al sistema nervioso a través de receptores sensoriales cutáneos. Esta hipótesis parece reforzarse con los estudios de la biofísica y genetista

Mae–Wan Ho[48] en su apuesta: *"el organismo impulsa biofotones a su entorno en una emisión modulada permanente"*. El *escenario corporal* despliega a su alrededor flujos biofotónicos cuya radiación externa puede registrarse.Podría decirse que **el campo biofotónico es 'informativo/radiante' y se *expresa* en la "peridermis"**. Como bien expresara **Higinio Marín**, filósofo y profesor titular de Antropología Filosófica en la UCH–CEU, *"la superficie de nuestros cuerpos es todo menos superficial"*.

Como puede apreciarse, el cuerpo es más complejo que cualquier dispositivo tecnológico. **Norbert Wiener**, en su obra "Cibernética" de 1961, recordaba que en el organismo humano *"la información es información, no materia ni energía"*. Toda 'información patológica' implanta **'patrones infotóxicos'**, provenientes del medio ambiente o del propio organismo, capaces de interrumpir el flujo energético. Su toxicidad inicia patrones aberrantes calificados como **'infomas'** por Daniel Courty. Estos 'infomas'se *imprimen* en el 'peridermo' causando inflamación, fibrosis, esclerosis, fragilidad frente a microorganismos agresores… **Mucho ganaría la ciencia médica si se interesara por este enfoque biofísico del cuerpo, y sus patologías, ampliando la bioquímica del organismo con una visión cuántica e informacional de la vida**.

La 'información' a la que nos estamos refiriendo *viaja* por las *mareas* del Qi 氣 que *navega* por todos los meridianos de acupuntura y por los *vacíos corporales*. En un artículo en *Scientific Reports* se reveló la existencia de un *nuevo órgano*: el **intersticio** (*kòng xì* 空隙) como verdadero estroma interconectado: *"Debajo de la piel, y encima de los órganos internos, es el órgano recién descubierto"*.

· *kòng* 空: No contiene nada, no tiene contenido.

· *xì* 隙: Grieta, vacío.

La descripción recuerda al concepto de *còu lǐ* 腠理 de la medicina china capaz de intercomunicar a todo el organismo.

· *coù* 腠: Espacio vacío entre los músculos y la piel.

· *lǐ* 理: Textura.

Esta extraordinaria intercomunicación corre a cargo del Triple Recalentador (San Jiao). El Qi 氣 de San Jiao 三焦 fluye por todo el intersticio (por dentro del cuerpo) y por el peridermo (por fuera del cuerpo) (fig.45).

---

[48] Mae–Wan Ho: *The rainbow and the worm, the physics of organisms.* 'World Scientific Publishing Co Pte Ltd', 1993.

Lamentamos el dictamen de la **Unión Europea** por el que se equiparan a los **embriones y fetos como simple tejido humano**[49]. Nos hacemos eco de la *sugerencia* de **Julio Llorente**, periodista y cofundador de Ediciones Monóculo: *"los cuerpos no son apariencia, sino aparición; no superficialidad, sino hondura; no epidermis, sino interioridad"*.

El San Jiao es el *administrador* de las labores protectoras del sistema inmune en su conjunto. Preserva el 'interior' dosificando tanto la Ying Qi 營氣 **como la Wei Qi** 衛氣 **por todo el intersticio y el 'exterior'**, *radiando* la **Wei Qi más allá del límite de la pie**l, **por el peridermo**(fig. 46).

La **doble actividad de Wei Qi** nos obliga a rememorar sus vínculos con el hexagrama **Shî** 師 ("El Ejército") junto a su Nuclear **Fù** 復 ("El Retorno"). Sus Sentencias son claras respecto a la noble acción del sistema inmune. Nos indican que *"La guerra, siempre defensiva, es el último recurso y sólo en caso de ataque. Es necesario y urgente que **el General** de la segunda línea de Shî reduzca la herida emocional y material para mantener la integridad del individuo, para que no se disocie en identidades múltiples y disfuncionales que compitan ferozmente las unas contra las otras. Para ello, se debe vigilar para que los soldados no cometan daños innecesarios y no causen atrocidades"*.

El **General del Ejército** se corresponde con el **Hígado** (*gan* 肝). Al ser la línea central del trigrama inferior, este líder forma parte del pueblo y es designado por el Soberano de la quinta línea que representa al **Corazón** (Xin 心). La sexta línea del hexagrama Nuclear de Shî ("El Retorno") alerta sobre que *"hay un perderse al regresar. Hay un lanzar el ejército hasta el final: habrá una gran derrota"*.

Resultan evidentes los **vínculos que se establecen entre los afectos y las *destrezas* del sistema inmune**. El Hígado, el General, es la primera línea de defensa frente a los impactos emocionales, según concepto de medicina china, y el Corazón, el Soberano, es la Residencia del Shen 神. **El Shen** es la *huella dactilar* del individuo, su **sello de identidad**. Por eso, según dictaba Shî, *"el General debe sanar la herida emocional para mantener la integridad del individuo, para que no se disocie en identidades múltiples que compitan entre sí"*. Nos parece un buen punto de partida a la hora de entender los **mecanismos fratricidas** que subyacen en toda enfermedad autoinmune. Las ***disociadas identidades celulares*** rivalizan en un combate cuyo final no puede ser otro sino la gran derrota del organismo afectado por tan cruenta ofensiva.

---

[49] Reglamento de "Normas de Calidad y Seguridad para Sustancias de Origen Humano Destinadas al Uso Humano": 'So Ho'.

El Nuclear de Shî (**Fù** 復 "El Retorno") describe el fracaso de los **linfocitos Treg**: *"hay un perderse al regresar* [se malogran las acciones inhibidoras de la respuesta de los CD8 (T–citotóxicos) y CD4 (T–colaboradoras)]*"* (fig. 47). Recordemos que las Treg (reguladoras) son las responsables de ajustar la respuesta inmune jugando un importante papel en el **mantenimiento de la autotolerancia**. En la formación de células T reguladoras naturales (nTregs), por parte del timo, participa el gen **Foxp3** que es quien les confiere las funciones reguladoras. Las nTreg desempeñan un papel importante en la contención de respuestas autoinmunes. Las personas con mutaciones en la proteína Foxp3 suelen ser más propensas a padecer **enfermedades autoinmunes**. La *hermana gemela* de las nTregs, las iTregs, tiene distinto papel: su función principal es evitar respuestas inmunitarias excesivas contra invasores extraños.

En el hexagrama **Shî** 師 (**"El Ejército"**), objeto de nuestras reflexiones, podemos encontrar los dos tipos de 'tropas' que definen tanto al sistema inmune como a su homólogo Wei Qi:

· **"Tropa T"**: Inmunidad Celular mediada por los linfocitos T que no producen anticuerpos sino que actúan directamente.

· **T Citotóxicas** cuyo principal marcador de superficie es el CD8.

· **T Auxiliares** cuyo principal marcador de superficie es el CD4.

· **T Reguladoras/Supresoras**. Responsables de regular la respuesta inmune para preservar la autotolerancia y las respuestas excesivas.

· **"Tropa B"**: **Inmunidad Humoral** mediante anticuerpos producidos por los linfocitos B.

· **Anticuerpos**. Se dividen en cinco tipos: IgG, IgA, IgM, IgD e IgE. Existen principalmente en el plasma, pero también se encuentran en otros fluidos corporales y secreciones de tejidos. Reconocen y se unen específicamente a antígenos.

· **Complemento**. Grupo de glicoproteínas sintetizado por el **hígado** y presente en el suero, el líquido tisular y las superficies de las membranas celulares. Su función es participar en la respuesta inmune para inactivar patógenos.

Si la función de las células T supresoras se reduce, las células B pierden el control de las células T y se vuelven hiperfuncionales pudiendo producir gran cantidad de autoanticuerpos. Al no distinguir entre "lo propio y lo ajeno" provocan diversas enfermedades autoinmunes.

Veamos las **relaciones** de estas **"Tropas"** con el **hexagrama** 師 **Shî** ("El Ejército"). Para la medicina china, el conjunto de **glándulas de secreción interna** pertenecen al **Reino del Agua** puesto que el Riñón *"florece en las médulas, lugar* *de las sustancias preciosas"*. Tanto los linfocitos B como los T se forjan en la *exquisita intimidad medular*. Los B madurarán en el Bazo (Reino de la Tierra) y en la propia médula (Reino del Agua) mientras que los T lo harán en el Timo. El Timo, por ser un órgano linfoide primario, pertenece tanto al Reino del Agua como, por su relación topográfica, con el del Fuego (Corazón). Sus propios ideogramas así lo definen: **Timo** (胸腺 *xiông xiàn*) donde *xiông* 胸 significa "pecho, seno, tórax, mente, corazón" y *xiàn* 腺 "glándula" (fig. 48).

Si observamos el **hexagrama Shî** vemos que su **trigrama** superior es Tierra (Kun 坤) y el inferior es Agua (Kan 坎). El **superior** cobija a la **"Tropa B"** y el **inferior** a la **"Tropa T"** (fig. 49). Esta última "Tropa", por lo expuesto sobre el Timo, se vincula estrechamente con el **psiquismo**, con los **afectos**, con el **Shen** 神 que custodia el Corazón, Xin 心, Emperador del Reino del Fuego (Huang Huo 皇火). De ahí la importancia de las vivencias afectivas tanto en el inicio como en el posterior desarrollo de las **enfermedades autoinmunes**.

Si bien hemos dicho que el **San Jiao** 三焦 es el *administrador* de las labores protectoras del sistema inmune en su conjunto, debemos ampliar este concepto introduciendo en nuestras reflexiones al **Xin Bao** 心包. Xin Bao es el Ministro, el Maestro, del Corazón que intermedia entre el 'exterior' y el 'interior' para mantener una sana homeostasis con el medio. Así como la labor de San Jiao se establece en el mismo instante de la concepción del Hombre, Xin Bao aparece a los pocos días del nacimiento para ejercer labores adaptativas con el entorno.

El científico y divulgador **Carl Sagan** acuñó una de las bellas frases que deberían ser cabecera de vida: ***"somos polvo de estrellas"***. No sólo es un guiño poético sino que tiene base científica. La **Dra. Ashley King** explica que *"es totalmente cierto que casi todos los elementos del cuerpo humano se formaron en una estrella y muchos se han creado a través de varias supernovas"*. Nuestro ADN está compuesto de carbono, hidrógeno, oxígeno, nitrógeno y fósforo. Todos producidos por las estrellas y liberados en el cosmos cuando ellas mueren[50].

Nuestra energía inmunitaria **Wei Qi** 衛氣, administrada por San Jiao, es heredera de todas y cada una de las *palpitaciones estelares*. Abarca tanto al sistema inmune innato como al adquirido en respuesta a 'lo colectivo' y 'lo individual' (fig. 50):

· **Wei Qi Colectivo**: Se alimenta de la Energía Original Yuan Qi 原氣, común a toda la especie (ADN mitocondrial) y coligada al sistema inmune innato.

---

[50] Excepto el hidrógeno, que existe desde poco después del Big Bang.

· **Wei Qi Individual**: Se nutre de la Energía Ancestral Zong Qi 宗氣, propia de nuestros progenitores (ADN nuclear). Zong Qi recibe *interferencias*, positivas o negativas, de Ying Qi 營氣 (el 'campamento inmunitario' sobre el que ya discurrimos) y de Shen Qi 神氣 (energía psíquica). Ambas, Ying Qi y Shen Qi, refuerzan la epigenética. El sistema inmune adquirido se teje con estas tres energías: Zong Qi, Ying Qi y Shen Qi.

Como *virtuosismo* que acopla ambos sistemas inmunitarios, innato y adquirido, está la Energía Intermediaria Jing Qi 精氣.

Nuestra *espléndida* **Célula Madre hematopoyética**, en sus dos linajes linfoide y mieloide, configura un **verdadero Tai Ji** 太極. Según la filosofía china, el Tai Ji (equivalente del Tao 道) es el "principio generador de todas las cosas". De él surgen el Gran Yin (*Da Yin* 大陰) y el Gran Yang (*Da Yang* 大陽) junto a sus *simientes* pequeño *yin* (*xiao yin* 小陰) y pequeño *yang* (*xiao yang* 小陽). Veamos las similitudes de estos cuatro conceptos con las líneas citadas (fig. 51):

· **Línea Linfoide del Tai Ji**: Gran Yang (CD4, CD8, linfocitos B, células NK) y pequeño *yin* (Treg).

· **Línea Mieloide del Tai Ji**: Gran Yin (eritrocitos, plaquetas) y pequeño *yang* (neutrófilos, basófilos, eosinófilos, macrófagos, células dendríticas).

Los pictogramas del Tai Ji nos recuerdan a la configuración del Hombre entre el Cielo y la Tierra. **El Hombre,** *polvo de estrellas*, **se** *con–forma* **entre la Energía Celeste–***yang* (los 8 Vasos Maravillosos: Qi Jing Ba Mai 奇經八脈) del Cielo **y la Energía Terrestre–***yin* de la Tierra (los 5 Reinos: Wu Xing 五行). **Su** *identidad estelar* **la determinan el San Jiao** 三焦 **y el Xin Bao** 心包, ambos pertenecientes al Reino del Fuego Inmaterial (fig. 52).

· San Jiao transporta la energía Wei Qi que mantendrá al 'Ejército' en sus leales jurisdicciones siempre y cuando Shen Qi no esté perturbada.

· Xin Bao se encarga de *encauzar* la Wei Qi facilitando sus pleomorfismos.

Si existen disfunciones en Shen Qi, Xin Bao tenderá a *protagonizarse* ante el *desgaste* o *inoperancia* del Emperador, el Corazón que ampara al Shen. En este caso, **Xin Bao** lidera un verdadero **"Golpe de Estado"** en cualquiera de sus modalidades: revuelta, motín, rebelión, revolución o **guerra civil**. La guerra civil es el **fratricidio** que venimos describiendo para mejor entender la **enfermedad autoinmune**.

"No habrá una guerra fratricida porque el Gobierno y
el pueblo lo impedirán" (Salvador Allende)

· GOLPE DE ESTADO DE XIN BAO 心包 Y *DESVARÍO* DE SAN JIAO 三焦

"Lo que no es justo es hablar del Golpe de Estado como un destino fatal e inevitable" (Michelle Bachelet)

De eso se trata, de frenar el 'golpe' antes de que se instaure una dictadura en la salud. Como bien dijera **Arthur Neville Chamberlain** *"para hacer la paz se necesitan dos; pero para hacer la guerra basta con uno solo"*. Ese 'uno solo' es Xin Bao 心包, el encargado de facilitar los pleomorfismos adaptativos de la energía Wei Qi 衛氣 que transporta San Jiao 三焦.

En **2002**, un grupo de investigadores publicó en la revista **New England Journal of Medicine** el extraño caso de **Karen Keegan**. Al hacerse pruebas de compatibilidad con sus tres hijos para un trasplante de riñón descubrió que, en realidad, dos de ellos "no eran sus descendientes". Dos óvulos fecundados por dos espermatozoides coincidieron en el útero. No se gestaron gemelos sino que se fusionaron para formar una sola persona. Karen Keegan tenía dos secuencias de ADN distintas, dos genomas, dependiendo de a qué célula se mirase.

Los casos de personas que tienen dos tipos distintos de ADN son raros y sólo suelen descubrirse por accidente aun siendo más comunes de lo que se piensa.

Ese mismo año, la estadounidense **Lydia Fairchild** casi perdió la custodia de sus hijos cuando, tras separarse de su marido, en un test rutinario para determinar la paternidad en el juicio de custodia se "comprobó" que ella no era la madre.

En **2015** un hombre estadounidense, con identidad protegida, descubrió por casualidad que el que pensaba que era su hijo era su sobrino. Parecía imposible puesto que no tenía ningún hermano pero, aun así, genéticamente era tío del niño.

Estos *misteriosos* casos recientes cuestionaron la idea de que todos tengamos un único ADN. Existen las *"quimeras humanas"* así llamadas en referencia al monstruo mitológico que "tenía cabeza de león, vientre de cabra y cola de dragón".

Los científicos saben que durante el desarrollo embrionario los mellizos pueden intercambiar células entre sí. Según un estudio publicado en **1996** en el **American Journal of Medical Genetics** esto ocurre con bastante frecuencia: alrededor del 8% de los mellizos y de un 21% de los trillizos tienen no uno sino dos tipos de sangre diferentes, con distinto ADN. Una parte de las células de estas *quimeras humanas* son "originarias" y fueron "absorbidas" de sus hermanos cuando estaban en el útero materno. Lo curioso es que Karen Keegan, Lydia Fairchild y el hombre estadounidense no tenían hermanos mellizos.

Los expertos creen que este *quimerismo* extraño tendría lugar cuando, en una etapa muy temprana del desarrollo embrionario, dos mellizos se fusionan en uno. Uno de ellos es *absorbido* por el otro y este 'otro', desarrollándose de manera normal, incorpora la *huella genética* ajena.

Algunos especialistas alertan del riesgo de los tratamientos de fertilidad que, al concebir embarazos múltiples, pudieran alentar el *"quimerismo de la especie"*. Una buena síntesis de estas *extrañezas* la brinda el biólogo **Alfonso Martínez Arias** que sostiene que las *quimeras humanas* son una prueba contundente de que **el ADN no define la identidad de una persona**. La 'identidad de la persona', según textos clásicos de medicina china, se *hospeda* en el Shen 神.

No todo es materia en el Hombre. El **radical 130**, *ròu* 肉, significa 'carne' y, a excepción del Corazón, forma parte de todos los *zang–fu* de los 5 Reinos. Si lo analizamos, se observa que el 'Hombre–orgánico' (*ren* 人) desafía el 'plano material' *escapando* del 'espacio–tiempo', sin reducirse a lo corpóreo (fig. 53).

La Teoría de las Cinco Fases (Wu Xing 五行) de la medicina china clasifica todos los fenómenos existentes en función de cinco movimientos esenciales para la vida: Agua, Madera, Fuego, Tierra y Metal.

En occidente, *"wuxing"* se traduce erróneamente como la *Teoría de los Cinco Elementos*. "Wu" (五) es 'cinco' y "Xing" (行) hace referencia al movimiento, a los procesos y a las fases del mismo. Este concepto es contrario al *estatismo* con que se define un 'elemento'.

Según **Kaptchuk**[51] el error se debe a que occidente identificó esta teoría con los 'Elementos' que constituían el universo según los antiguos filósofos griegos (Agua, Tierra, Aire y Fuego) y que sirvieron de base a la posterior teoría médica hipocrática incorporando dichos Elementos en la Teoría Humoral.

Parece ser que Wu Xing fue sistematizada por **Zou Yan**, representante de la *Escuela Cosmológica* (305–240 a.C.) y que surgió con fines políticos y filosóficos más que con objetivos médicos o científicos.

Esta teoría aparece en el ***Libro de los Documentos*** (Shujing 書經), siglo IV a.C., explicando algunas de sus características:

• *"Las Cinco Fases son dinámicas de acción: la naturaleza del agua es humedecer y fluir hacia abajo; la del fuego, arder y elevarse por los aires; la de la madera, combarse y enderezarse; la del metal, ser dúctil y adaptarse a la forma que se le da y la de la tierra prestarse a la labranza y la cosecha".*

---

[51] Kaptchuk: *Medicina China. Una trama sin tejedor.* La Liebre de Marzo, 2008.

· Enumera las primeras **correlaciones**: *"el agua que humedece y fluye hacia abajo se vuelve salada; el fuego que arde y se eleva se vuelve amargo; la madera que se comba y endereza se vuelva ácida; la tierra al ser cultivada se vuelve dulce"*.

La siguiente obra en la que se hace alusión a esta teoría es *Primaveras y Otoños de Señor Lû* (Lûshi Chunqiu 呂氏春秋), 239 a.C., y sirve como explicación de la sucesión dinástica:

"Cada vez que un emperador o un rey está a punto de acceder al trono, el Cielo hace aparecer señales de buen augurio. Cuando subió al trono el Emperador Amarillo aparecieron hormigas y gusanos gigantescos mostrándose que la energía de la tierra era la predominante. Este emperador dio así preferencia al color amarillo y concentró sus actividades en la tierra. Cuando Yu subió al trono aparecieron plantas y árboles que no morían ni en otoño ni en invierno, y así se dio preferencia al color verde y las actividades de madera. Cuando Tang subió al trono el Cielo hizo aparecer hojas de metal surgiendo el agua. El metal era prioritario y se centró en las actividades en el metal. Cuando el rey Wen subió al trono aparecieron aves rojas y se vio que predominaba el fuego centrando sus actividades en él. Después vendrá el agua con el color negro y después empezará otra vez el ciclo con la Tierra"[52].

En este texto aparece la primera descripción de un 'sistema de contención' (**Ciclo Kè** 克) entre las Cinco Fases: la dinastía Tierra conquistada por la dinastía Madera; la dinastía Madera, por la del Metal; la del Metal, por la del Fuego y la del Fuego, por la del Agua. Más adelante, en la **dinastía *Han*** (221 a.C.–220 d.C.) aparecerá un 'Aspecto de Generación' (**Ciclo Shēng** 生) vinculado a las estaciones del año. En esta dinastía, el uso de la *Teoría de las Cinco Fases*, en el **contexto médico**, se desarrolla incorporándola al *Canon de Medicina Interna del Emperador Amarillo* (Huangdi Neijing 黃帝内經). Pero no fue hasta la **dinastía *Song*** (960–1279 d.C.) cuando las *Cinco Fases* conformaron la base para explicar la etiología y los procesos de la enfermedad. Según este enfoque, todos los fenómenos se clasifican y agrupan en base a los **'Cinco Aspectos'** que describen como en la naturaleza se aprecian patrones de movimiento que condicionan las actividades:

· Circadiano: amanecer, mediodía, atardecer, noche.
· Estacional: primavera, verano, otoño e invierno.
· Fases lunares (creciente, llena, menguante, nueva).

---

[52] Cheng, A.: *Historia del Pensamiento Chino*. Bellaterra, 2002.

Las mismas fases se observan en el desarrollo humano (nacimiento, progreso, vejez y muerte).

Cuatro *tránsitos* que fueron identificados como Madera (木, *Mù*), Fuego (火, *Huǒ*), Metal (金, *Jîn*) y Agua (水, *Shǔi*). El **5º** *tránsito* se adjudicó a la Tierra (土, *Tǔ*) cuya característica consiste en facilitar las traslaciones de una fase a otra. Este *añadido* tenía su fundamento en una tradición ritual de la **dinastía Zhou**: el Emperador habitaba las estancias del Palacio de la Claridad (*Mingtang,* 明堂) según la estación del año así como la Tierra, en su posición central, permite la transición entre las estaciones.

La **generación de las Fases** constituye el **Ciclo Shēng** 生: un circuito circular que avanza en la dirección de las agujas de reloj. Establece relaciones **"Madera–Hijo"**: *"La Madera al secarse genera el Fuego, el Fuego crea cenizas que alimentan la Tierra, la Tierra contiene en su seno el Metal con los minerales, el Metal al fundirse se hace líquido como el Agua y el Agua nutre a la Madera"*. Al final de todo un ciclo se reinicia el proceso.

La **desarmonía** de este Ciclo causa *disturbios* **energéticos** por:
- *"Exceso de la madre que elimina la capacidad de actuación del hijo"*.
- *"Defecto de la madre que no nutre al hijo"*.
- *"Exceso del hijo que agota a la madre"*.

Para *restringir* los desajustes del **Ciclo Shēng** se incorpora un sistema de control, **Ciclo Kè** 克, conocido como **"Relaciones Abuelo–Nieto"**: *"La Madera perfora la Tierra, el Fuego derrite el Metal, la Tierra canaliza el Agua, el Metal corta la Madera y el Agua apaga el Fuego"*. Esta *regulación* se encarga de evitar que el Ciclo de Generación Shēng se descontrole (fig. 54).

El hexagrama de **"El Ejército"**, Shî 師, tiene como trigramas constituyentes:
- Superior: Tierra 地 (坤 Kun).
- Inferior: Agua 水 (坎 Kan).

Las **precisas estrategias del Ciclo Kè** 克 impiden que el General (2ª línea del hexagrama dispuesta en el trigrama del Agua) actúe al margen de los dictámenes del **Soberano** (5ª línea del hexagrama situada en el trigrama de la Tierra). **Es el Soberano quien debe alentar o impedir la conducta del General** puesto que es *"la Tierra quien canaliza el Agua"* (fig. 55). **El Soberano**, que habitualmente ejerce desde el Reino del Fuego (Corazón), **se** *desplaza* **a la Tierra** para supervisar las acciones del General y así dar un cabal desarrollo a las tácticas del ejército. Su **regia autoridad**, *quán* 權, garantiza la necesaria **homeostasis inmunitaria**. 'Autoridad', *quán* 權 se compone de (fig. 56):
- 木 *mù*: Árbol. Madera.
- 萑 *guàn*: Garza.

El propio pictograma de *quán* muestra una **garza**. Para la iconografía china, la garza blanca es símbolo de longevidad y paz interior. Una paz alejada de los ecos fratricidas que propician la enfermedad autoinmune. En cuanto a *mù* 木, claras son sus relaciones con el **Reino de la Madera**. En él vuelve a aparecer el **General**, *yi ban* 一般, cuya tarea se le encomienda al Hígado. En este mismo Reino, y a cargo de la Vesícula Biliar, aparece la figura del **Juez**, *fa guan* 法官, cuya tarea es imponer enmiendas sugeridas por el Soberano (fig. 57).

Estas *atribuciones* emanan del tantas veces citado **Huángdì Nei Jìng** 黄帝内經. Todo el texto enfatiza la visión holística del organismo cuyas conexiones entre órganos y entrañas forman una red energética perfecta. Estos *enlaces* utilizan metáforas del gobierno para su mejor comprensión. En uno de sus famosos diálogos el Emperador **Huang Di pregunta** *"Me gustaría saber ¿cómo se relacionan los doce depósitos, y cuál es su jerarquía?"* y su médico personal **Qi Bo le responde** *"¡Una pregunta que abarca! Déjame hablar de ellos uno por uno. 心 Xin. El corazón es el monarca y gobernante. La brillantez espiritual, el Shen, se deposita en él.*

肺 Fei. El pulmón es el funcionario canciller y mentor y promulga los reglamentos. El orden y la moderación se originan en él.

肝 Gan. El hígado es el general que diseña estrategias. La planificación y la deliberación se originan en él.

膽囊 Dan Nang. La vesícula biliar es el juez como funcionario imperial capaz de imponer enmiendas. Las decisiones y los juicios se originan en ella

心包 Xin Bao. El Maestro del Corazón, el redentor del estado, es el funcionario oficial, que actúa como ministro y enviado. La alegría y la felicidad se originan en él.

脾 Pi. El bazo distribuye los sabores.

胃 Wei. El estómago es el funcionario responsable de los graneros.

大腸 Da Chang. El intestino grueso es el funcionario oficial que transmite a lo largo del camino. Los cambios y las transformaciones se originan en él.

小腸 Xiao Chan. El intestino delgado es el funcionario de los servicios. Las transformaciones se originan en él.

腎 Shen. Los riñones son los funcionarios de la fuerza. Las habilidades técnicas y experiencia se originan a partir de ellos.

三焦 San Jiao. El Triple Recalentador es el funcionario oficial de la apertura de los meridianos. Los caminos del agua se originan en él.

膀胱 Pang Guang. La vejiga es el prefecto, la sede oficial de la capital del estado. Los líquidos corporales se almacenan en él.

Estos doce funcionarios no deben perder el contacto entre ellos. Por lo tanto, si el gobernante [心 Xin Corazón] *está iluminado, sus súbditos están en paz. Nutrir la propia vida sobre la base de esto da como resultado la longevidad. Si el gobernante no está iluminado, entonces los doce oficiales están en peligro. Esto hace que las rutas se encuentren obstruidas e impracticables. Si el Maestro del Corazón* [心包 Xinbao] *no lo tiene claro, los doce órganos estarán en peligro, el Tao quedará bloqueado y el cuerpo resultará gravemente herido"* (fig. 58).

El **Reino de la Madera** con el **Hígado** 肝 *Gan* (el General) y la **Vesícula Biliar,** 膽囊 *Dan Nang* (el Juez) es quien **diseña las estrategias e impone las necesarias enmiendas a los ejércitos inmunitarios**. Tal es su importancia que **la generación de células B comienza en el hígado fetal** siendo reemplazado, de manera progresiva, por la médula ósea. Después de su maduración, estas células se congregan en los ganglios linfáticos, el **Bazo** (**Reino de la Tierra**) y otros tejidos linfoides para entrar en contacto con los antígenos para los que son específicos (fig. 59). En ciertos casos, es necesaria la participación de los linfocitos T cooperadores para que las células B se activen y transformen.

Recordemos que las células B son el centro del sistema inmunitario adaptativo humoral, responsables de producir inmunoglobulinas (Ig) específicas de antígenos.

Se sabe que los linfocitos B pueden terciar negativamente sobre las respuestas inmunitarias de tipo T. Esta realidad sugiere la existencia de **células B reguladoras (Breg)**[53] **con capacidad para influir en la autoinmunidad**, el cáncer y las infecciones por su importante papel en el mantenimiento de la tolerancia. Las células Breg representan una pequeña población que participa en las **inmunomodulaciones** y en la supresión de las respuestas inmunitarias. Su mecanismo de acción más conocido es la producción de citoquinas antiinflamatorias, la mayoría IL–10.

Podemos aventurar que un *desacuerdo* entre los Reinos de la Madera (Hígado–Vesícula Biliar, linfocitos T) y de la Tierra (Bazo, linfocitos B) *frustra* la tolerancia inmunitaria de manera que el Ciclo Kè se desajusta (fig. 60):

· Por sobredominancia: *'Agresión'* (*ji* 擊) de la Madera sobre la Tierra.

· Por inversión: *'Humillación'* (*wu* 侮) de la Madera por parte de la Tierra.

---

[53] Fillatreau, Simon; Sweenie, Claire H.; McGeachy, Mandy J.; Gray, David; Anderton, Stephen M.: *B cells regulate autoimmunity by provision of IL–10.* Nature Immunology 3 (10).

Sabemos que los linfocitos B y los T son diferentes. Mientras que los B son capaces de detectar antígenos directamente secretando inmunoglobulinas que inician la respuesta inmunitaria, los linfocitos T necesitan que sea otra célula la que les presente el antígeno procesado. Entre estas 'otras células', además de los macrófagos y las células dendríticas, destacan los propios linfocitos B.

Los mecanismos de escape a la tolerancia podrían resumirse en:

· Imposibilidad de contacto de células inmunocompetentes con autoantígenos (situaciones de daño tisular postraumático o inflamatorio).

· Fuerte activación de linfocitos B anérgicos por linfocitos T autorreactivos.

· Activación masiva de linfocitos T o B como consecuencia de infecciones. Muchas de ellas se consideran elementos etiopatogénicos de enfermedades autoinmunes, como la esclerosis múltiple o la diabetes tipo I.

Hasta ahora el único remedio contra este 'escape a la tolerancia' era provocar una inmunosupresión generalizada e inespecífica que, aunque mejora el curso de la enfermedad autoinmune e incluso la supervivencia de órganos trasplantados, tiene el inconveniente de deprimir el sistema inmune dejando curso libre a posibles enfermedades infecciosas. **Se ha demostrado que es posible inducir tolerancia en animales adultos**. Esta posibilidad despierta gran interés por su aplicación clínica en humanos[54].

A esta posibilidad nos ceñimos a la hora de aportar, desde la medicina china, tratamientos que restauren el 'escape a la tolerancia'. El **Eje Madera–Tierra del enfoque Wu Xing es un buen protagonista de nuestra hipótesis**.Al amparo del Ciclo Shēng 生, *"el Fuego crea cenizas que alimentan la Tierra"* y en el Reino del Fuego reside el Soberano, el Corazón (Xin 心) que debe *prestar oídos* a su Consejero (Xin Bao 心包). Xin Bao ostenta el título de *"redentor del estado, funcionario oficial que actúa como ministro y enviado"*. Expone al Soberano las demandas de los Reinos y les trasmite las *concesiones* del Soberano.

Según vimos, el **Xin Bao** (Maestro del Corazón) gestiona la homeostasis de los procesos vitales. Es quien **encauza y moviliza la Energía Centinela Wei Qi** 衛氣 que, como planteamos en su momento, se lesiona por *desarmonías afectivas* que dañan el Shen 神. De manera muy especial, **Corazón y Xin Bao se perturban por tres estados de ánimo**:

·**Tristeza**, 悲 *bēi*: Debilita al Soberano, Reino del Fuego, que alimenta a la Tierra (Ciclo Shēng 生).

---

[54] Kamradt T, Mitchison NA: *Tolerance and autoimmunity*. N Engl J Med. 2001.

·**Miedo**, 恐 *kǒng*: Marchita al Riñón, Reino del Agua (custodio de la Energía Original Yuan Qi), que *"florece en las médulas"* cuna del linaje de linfocitos T y B (fig. 48).

· **Preocupación**, 思 *sî*: Desnivela la Humedad (湿 *shî*) del Bazo, Reino de la Tierra, facilitando un 'Calor Perverso' (熱火 *re huo*) que forma Flema (痰 *tán*) como lecho inflamatorio (炎 *yan*) (fig. 61).

La **Energía Centinela Wei Qi**, *desconcertada*, no sabe muy bien contra qué antígeno desplegar sus "Tropas B y T". **Desconocer al 'enemigo' le impulsa a *hostigar* lo propio**. Su *desconcierto* provoca que sus Tropas desequilibren el "Eje Madera–Tierra" en sus relaciones de Ciclo Kè 克.

Ante un Fuego *cuyas cenizas mal alimentan a la Tierra* (Ciclo Shēng 生) (fig. 62), la Tierra se vuelve contra la Madera (Ciclo Kè invertido: *'Humillación'wu* 侮) y la Madera, como respuesta, agrede a la Tierra (Ciclo Kè sobredominante: *'Agresión'ji* 擊).

Si el **Shen** está *extraviado* daña seriamente al Soberano, al Corazón (Reino del Fuego) que es su custodio. Sus leyes (*lìng* 令), como Emperador que aglutina los 5 Reinos, resultan escasas, excesivas o incoherentes (fig. 63). El **Xin Bao** detecta las incongruencias y resuelve no intermediar entre Soberano y Reinos pero, ante la demanda de los mismos, opta por suplantar al Emperador estableciendo un aciago **"Golpe de Estado"**. Ante tal usurpación, los Reinos, confusos, se rebelan decidiendo no obedecer las nuevas ordenanzas y ya, sin ley alguna, el *entramado energético* desfallece. **Dos fuegos, del mismo Reino, rivalizan en contienda fratricida como antaño lo hicieran Caín y Abel**:

· **Fuego Imperial**: El Soberano, el Corazón, heredero de los Decretos Celestes y custodio del Shen.

· **Fuego Ministerial**: El Xin Bao 心包, *"redentor del estado, funcionario oficial que actúa como ministro y enviado"* y expresión del Fuego Psíquico Shen Huo 神火.

Ante tal *panorama golpista*, el **San Jiao** 三焦 intenta restablecer la armonía cediendo su propio Fuego con lo que debilita sus funciones (fig. 64). Funciones de cardinal importancia puesto que es quien *difunde* la Energía Centinela, Wei Qi 衛氣, por todo el intersticio y la peridermis (fig. 46).

El **"Código Secreto de Suwen Linglan"** (素問靈蘭秘典論) sostiene que*"el Xin Bao ostenta el cargo de emisario gubernamental por lo que la felicidad emana de él"* (膻中者臣使之官喜樂出焉 *Dàn Zhông Zhě, Chén Shî Zhî Guân, Xî Lè Chû Yân*). La raíz del Xin Bao se sitúa en el **Ming Men** 命門, sede de la Energía Original Yuan Qi 原氣. Xin Bao representa su aspecto Yin mientras que San Jiao es su expresión Yang.

Suponemos que nuestras reflexiones e hipótesis pueden suscitar no ya rechazo sino hilaridad por parte del profano no versado en los regios bastidores de la energética en la que se basa la medicina china.

Oriente y occidente se afanan en aportar soluciones ante la enfermedad autoinmune que, según indicamos, despliega un extenso abanico cuyas *varillas* son las "Tropa B y T" expuestas. **Cada investigador contribuye sujeto al marco cultural que lo hospeda. Puesto que nada es desdeñable, confiamos en las *ofrendas de intercambio* que, aún a costa de dejar de ser "expertos en algo", nos beneficien —tanto a defensores como a detractores de la medicina china— a la hora de indagar en todo aquello que ignoramos**.

Nuestra propuesta no pretende *domesticar* a los rebeldes linfocitos T. Negociar con ellos es harto delicado como bien se desprende de los actuales tratamientos CAR–T. La **terapia CAR–T** se diseña personalizada para cada enfermo. El proceso comienza extrayendo los linfocitos T de la sangre del paciente para enviarlos a un laboratorio en el que se modifican añadiéndoles un receptor especial que se une a cierta proteína. Este receptor especial se llama 'receptor de antígeno quimérico' (CAR). Finalizado el proceso en el que se producen grandes cantidades de células T con CAR, se transfunden al paciente.

Siendo esta técnica prometedora, tanto en cánceres hematológicos (leucemias, linfomas) como en algunas enfermedades autoinmunes (lupus), no es desdeñable su *lado oscuro*. En **noviembre de 2023**, las autoridades sanitarias de Estados Unidos emitieron una advertencia sobre el riesgo de aparición de cánceres secundarios, entre los pacientes tratados, sin relación con el tumor original. Se realizaron pruebas adicionales, obteniendo resultados positivos para el transgén CAR, lo que sugiere que las propias células que se encuentran en las terapias administradas podrían estar involucradas en el desarrollo del nuevo tumor. La Agencia del Medicamento informa de que los nuevos tumores tardaron en aparecer desde algunas semanas hasta años después. El riesgo calculado ronda el 6,5% en los tres años posteriores al tratamiento.

Frente, que no enfrentados, a los tratamientos occidentales, los **efectos inmunorreguladores que ofrece la acupuntura** de la medicina china se explican por:

· La disminución de la apoptosis celular.

· El incremento de la actividad citotóxica.

· La sinergia entre el tratamiento con acupuntura y la producción de factores de crecimiento y hormonas.

· Efectos tanto proinflamatorios como antiinflamatorios.

· Claro incremento de la inmunidad en pacientes inmunodeprimidos.

· Disminución de la hiperreactividad del sistema inmune en procesos inflamatorios.

· Fortalece la función y el nivel de las células NK.

· Libera Beta–endorfinas.

El **Dr. Ángel Chu Lee** (docente de Medicina. Universidad Técnica de Machala), en su libro *Temas selectos en la Inmunología Actual*[55], demuestra los efectos antiinflamatorios de la acupuntura a través de vías colinérgicas que estimulan la liberación de acetilcolina disminuyendo la producción de TNF y otras citoquinas proinflamatorias.

La acupuntura forma parte del tratamiento de enfermedades autoinmunes que, a pesar de su diversidad, comparten una común etiología: **Calor Latente**, *qián rè* 潜熱 (fig.65). **El pulso** de estos enfermos tiene una cualidad de 'cuero' (ge 革): *"en la superficie, estirado como un tambor y en la profundidad vacío"*.

"Además del efecto analgésico de la acupuntura, un número cada vez mayor de estudios ha demostrado que puede controlar funciones del sistema nervioso autónomo y la modulación inmune. Cada vez hay más evidencia clínica que respalda su eficacia en diversas enfermedades autoinmunes y síndromes de inmunodeficiencia"[56]. **El Arte de la acupuntura potencia la inmunidad innata (estimula la capacidad citotóxica de las células NK) y regula la respuesta adquirida (equilibra las poblaciones linfocitarias).**

El Shen 神, Espíritu del Corazón (**Emperador**), es la manifestación de la Esencia, Jing 精 que reside en el Ming Men 命門 custodiado por el Riñón (**Emperatriz**). Esencia y Espíritu forman la palabra **Jingshen** 精神, vitalidad que surge de la armonía de la *pareja regia*. Corazón (Reino del Fuego) y Riñón (Reino del Agua) constituyen el **"Eje de la Vida"** de ahí la **importancia del psiquismo en todo proceso patológico**. Nuestras emociones tienen la capacidad de contagiar a los demás y las de los demás nos afectan. **Somos seres integrales**, holísticos, y no un conjunto de piezas armadas en forma de cuerpo. **Cada una de nuestras células guarda su propia memoria** como parte de un completo holograma que nos convierte en un *mágico y misterioso microcosmos*. Cuerpo, mente y Espíritu constituyen una unidad inseparable y el Espíritu, el Shen, se vincula al universo formando parte de una comunidad (*común–unidad*) que trasciende el espacio–tiempo.

La escritora estadounidense **Eula Biss,** sin apercibirse, define lo que para la medicina china son los procesos inmunitarios: *"La inmunidad no es solo*

---

55 Ediciones UTMACH, 2018. Publicación digital.
56 Kim SK, Bae H: *Acupuncture and immune modulation.* Auton Neurosci. 2010 Oct 28;157(1–2): 38–41.

una respuesta del sistema inmune, es una respuesta de toda la persona". En efecto, *Soberano y Funcionarios* componen un *elegante paisaje* que contempla 5 Reinos (Wu Xing 五行). En cada uno de ellos, sus órganos y entrañas (*zang–fu*) transfiguran lo corporal, la materia, para situarse en el **plano sutil de la energía** (Qi 氣). Su *virtualidad* permite ofrecer tratamientos que restauren el correcto fluir del Qi. Restablecer su armonía habilita pronósticos alentadores.

En el próximo capítulo plantearemos nuestra propuesta. Comenzamos este libro mencionando a la madre de las musas **Mnēmosýnē**. Refrescándonos en sus aguas, y previniendo al Emperador, recordaremos [del latín *recordari* y este a su vez de *re–* (de nuevo) y de *cor–cordis*, (corazón)] aquellas enseñanzas que, aun perteneciendo a un pasado muy remoto, se brindan generosas para nutrir nuestras reflexiones y así poder aportar nuevos recursos. De no ser así,

"La diosa Mnemosyne se verá obligada a abandonar la Tierra para siempre. Y con ella, por desgracia, desaparecerá de entre los seres humanos todo deseo de interrogar el pasado para comprender el presente e imaginar el futuro. Tendremos una humanidad desmemoriada que perderá por entero el sentido de la propia identidad y la propia historia"(Nuccio Ordine)

CAPÍTULO 4

PROPUESTA TERAPÉUTICA

*"Atrévete a vivir la vida que has soñado.
Avanza y haz tus sueños realidad"* (Ralph Waldo Emerson[57])

EL pensador surcoreano **Byung–Chul Han**, una de las mentes más lúcidas, reflexiona más allá de lo *políticamente correcto* sobre los tiempos actuales: *"Vivimos en una sociedad de supervivencia que se basa en última instancia en el miedo a la muerte. Ahora sobrevivir se convertirá en algo absoluto, como si estuviéramos en un estado de guerra permanente. En una sociedad de la supervivencia se pierde todo sentido de la buena vida. El placer también se sacrificará al propósito más elevado de la propia salud. Toda reacción inmunológica es una reacción a la alteridad"*. Los estragos del miedo, los incandescentes brotes de violencia, la supervivencia a cualquier precio nos compromete a arriesgar propuestas.

Según la **hipótesis** que planteamos, el sistema inmune, tal y como se describe en occidente, tiene un correlato oriental definido por:

• **Ying–Wei Qi** 營衛氣 y sus relaciones con el Pulmón y con la rama del meridiano del Hígado a partir de la cual se expande por el organismo a través de los intersticios y la peridermis. El **Hígado** (*gan* 肝) "Tropa T" es la "Primera Línea de Defensa Emocional" que garantiza la supervivencia. Si el Hígado no *filtra y digiere* el 'golpe psíquico', se implanta una vivencia traumática que provoca un profundo desorden energético como respuesta. El "Impacto Afectivo" provoca:

   • Congestión energética, por angustia.
   • Desordenamiento de la vitalidad, por susto.
   • Disminución y descenso del Qi, por miedo.
   • Extinción del *aliento*, por tristeza.

---

[57] Escritor, filósofo y poeta estadounidense (1803–1882).

· Dispersión de la energía, por ira.

· Estancamiento del ánimo, por obsesión.

El *golpe emocional* provoca cambios moleculares que acaban produciendo alteraciones en las células y, en último extremo, **pérdida de identidad celular**.

· **El Bazo** (pi 脾) "Tropa B".

· **Xin Bao** 心包 y **San Jiao** 三焦 como Fuego Ministerial *desorientado*.

· **El Pulmón** (*fei* 肺) cuyo **Ben Shen Po** 本身魄, junto al **Ben Shen Zhi** 本身志 de Riñón (*shen* 腎) forma el **"Eje del Reinicio"**. Este eje protagoniza el "Inicio" y el "Final" de los Ciclos. La **homeostasis inmune** supone un delicado balance. Los **Linfocitos reguladores**, Treg y Breg, se encargan de suprimir el proceso de inmunidad al concluir ('Final') la reacción inmune ('Inicio') manteniendo la tolerancia.

Reconocer lo 'ajeno', como potencial contrincante, presupone una clara conciencia de lo 'propio' por lo que proponemos enfocar un tratamiento basado en:

· Despertar a la Conciencia de Identidad.

· Dar Cauce al Proyecto Vital.

· Recomponer el "Eje Madera–Tierra".

· Restablecer las *obligaciones* de Xin Bao.

· Redimirla labor del San Jiao.

·Reparar las Entidades Viscerales dañadas.

Los puntos de acupuntura que proponemos componen un **muestrario de posibilidades** que hay que saber adaptar a la singularidad del paciente. No se trata de aplicarlos en su conjunto sino de escoger aquellos que mejor *confeccionen* los distintos modelos de tratamiento según las características de la patología concreta y siempre atendiendo al Shen del enfermo. La **pericia del terapeuta** reside en indagar, distinguir y seleccionar diferentes *viabilidades* para poder ir alternando opciones en función del progreso hacia la salud.

El **concepto "punto"** fue una de las grandes novedades propuestas por el **Neijing**. Lo describe como una **"Caverna Energética"** (Qi Xue 氣穴) (fig. 66). Antes de plantear el repertorio sugerido recapitularemos sobre uno de ellos ampliando sus **extraordinarias particularidades**:

· **36E** *zusanli* 足三里 "Tres Distancias" [神聖地漠 *shén shèng dì mò* "Desierto Sagrado" ("Divina Indiferencia Terrestre")].

· Se considera el punto más eficaz en el tratamiento y prevención de múltiples enfermedades.

· **Maestro de la Inmunidad**.

· Punto Ho–Tierra. *Ajusta* "El Centro" (*zhong* 中), Reino de la Tierra (Energía Ying 營氣) que cobija al Bazo (*pi* 脾) como "Oficial Distribuidor de los Sabores, [*quintaesencia* de los alimentos: *gu* 谷]" (fig. 67).

· **Previene los atentados por Energías Patógenas** *È Qi* 惡氣 [nótese el *exilio* del Corazón 心 Xin *confinado fuera de las murallas* (fig. 68)].

· **Frena el ascenso de la Energía Perversa** *Xie Qi* 邪氣 (fig. 68).

· Capaz de **reducir el conjunto de citoquinas proinflamatorias** (factor de necrosis tumoral *alfa* 'TNF–a') modulando la respuesta inflamatoria.

· Facilita la **eliminación de la Flema** (Tan 痰).

· Angustia.

· Trastornos por **estrés**.

· Falta de confianza.

· Rige las "5 Entrañas" y **corrige la sobreabundancia por *yang* en los órganos**.

· **Moviliza la Energía Centinela Wei Qi** 衛氣.

· **Incrementa el caudal de la Energía Alimenticia Ying** 營 (el Batallón).

· **Tonifica la Esencia Jing** 精.

· Su ideograma *san* 三 ('tres') se relaciona con:

· El trinomio Cielo 天 *tian*–Hombre 人 *ren*–Tierra 地 *di* (el Hombre *sostenido* por las Energías Celestes y Terrestres).

· El Triple Recalentador (San Jiao 三焦).

· Gobierna las tres Energías 衛 Wei, 營 Ying y 精 Jing.

· Hace referencia a los "Tres Tesoros" (San Bao 三寶): 神 Shen (Espíritu), 氣 Qi (Energía) y 精 Jing (Esencia).

· Se relaciona con los "Tres Campos de Cinabrio Alkímicos" San Dan Tian 三丹田.

El **36E**, por su significado **alkímico** 神聖地漠 *shén shèng dì mò* "Desierto Sagrado" ("Divina Indiferencia Terrestre"), es un **macropunto capaz de regenerar todo tipo de desórdenes energéticos**. Sus ideogramas así lo atestiguan (fig. 69):

· *Shén* 神: Sobrenatural. Espíritu.

· *Shèng* 聖: Sabio. Sagrado. Título honorífico del Emperador.

· *Dì* 地: La tierra (de cultivo).

· *Mò* 漠: Indiferencia. Desierto que nos recuerda al aliento de fe del **Principito**: *"El agua puede ser buena para el corazón. Lo que embellece al desierto es que esconde un pozo en cualquier parte"*.

Sigamos avanzando en el *despliegue* de posibilidades sanadoras.

· DESPERTAR A LA CONCIENCIA DE IDENTIDAD

Si **Caín** se hubiera "reconocido en lo que era, hermano", no habría perpetrado el golpe sobre su propia sangre, **Abel**. Si los **linfocitos T** reconocieran a sus *congéneres* no atacarían de manera indiscriminada a las células que conforman el organismo humano. Ya dijimos que distinguir lo 'ajeno', como potencial contrincante, presupone una clara conciencia de lo 'propio'. Algo sucede en la memoria celular que provoca, según vimos en la 'Obertura' de este libro, el olvido de las **aguas del Leteo** frente a las opuestas del de Mnemea. La *amnesia de lo compatible*, de lo semejante, *desmantela* la armonía energética provocando bloqueos de energía que propician, entre otras, la enfermedad autoinmune.

La "memoria celular" es la capacidad distintiva de las células inmunitarias para responder a los patógenos después de la exposición a un estímulo inflamatorio. Cuando se les presenta un segundo estímulo, responden de manera más rápida. Un reciente informe describe la forma en que las células de la piel codifican múltiples recuerdos de su identidad y experiencias previas[58]. La piel por la que se expandía, como un *aerosol*, la Energía Centinela Wei Qi 衛氣.

El psiquiatra y neurocientífico **Thomas Verny**, en su libro "La memoria del cuerpo" (Urano World, 2023), revela que *"las células son mucho más que meros componentes biológicos, almacenan la memoria, moldean el código genético y se adaptan al entorno influyendo directamente en la mente y la conciencia"*. **Daniel J. Siegel** (docente de psiquiatría en la Escuela de Medicina de la Universidad de California) en su crítica, afirma: *"este libro te permite entender que el cuerpo, más que un vehículo que transporta la conciencia, forma parte de una realidad mucho mayor de lo que antes defendían los puntos de vista científicos sobre la mente y el yo"*.

Toda "memoria celular" guarda la información somática, emocional, espiritual y energética. Las experiencias (traumáticas o placenteras, propias o *heredadas* de nuestros ancestros), tanto si las recordamoscomo si forman parte del olvido, dejan un amplio *archivo* compuesto por:

· **Memorias genéticas**: Información del Cielo Anterior–Prenatal (先天 Xiântiân):

· De la especie: Energía Original, Yuan Qi 原氣.
· Del propio linaje: Energía Ancestral, Zong Qi 宗氣.
· La Esencia Intermediaria entre ambas, Jing Qi 精氣.

· **Memoria adquirida**: Procedente del Cielo Posterior–Postnatal (後天 Hòutiân):

---

[58] Thomas H. Leung, George Cotsarelis: *Cellular Memories.More Than Skin Deep*. N Engl J Med 2022.

· Energía Alimenticia, Ying Qi 營氣.
· Energía Centinela, Wei Qi 衛氣.
· Energía Psico–Emocional, Shen Qi 神氣.

Esta **Energía Shen** es una verdadera *huella dactilar* **de la identidad** por corresponderse con la Expresión del Corazón, del Soberano. Sus vínculos con la Energía Centinela ya han sido expuestos. Los *asedios* **al Shen** dificultan la necesaria conciencia para *identificar–se* influyendo de manera negativa en las "memorias celulares" tanto genéticas como adquiridas.

Los siguientes puntos tienen como tarea orientar al Espíritu, al Shen, **para que se identifique con su legado y exprese las emociones inherentes al Corazón que**, como Soberano, **no debe ser sustutuído por Ministro alguno**.

·**4C** *lingdao* 靈道 "Ruta del Espíritu"
Punto King–Metal.
Miedo.
Tristeza.
Impotencia frente a los acontecimientos.
·**7C** *shenmen* 門神 "Puerta del Espíritu"
Punto Iu–Iunn (Tierra–Fuente).
Apaga el Fuego.
Calma la mente.
Dispersa el exceso de Calor del Corazón.
·**18VB** *chengling* 承靈 "Herencia Espiritual"
Reunión con el Vaso Maravilloso Yang Wei 陽維.
Despeja el Calor.
Calma el dolor.
·**8RM** *shenque* 神闕 "Puerta del Palacio Emocional"
Se utiliza moxa.
Significa *"lo que fortifica el Shen"*.
Protege el "Gran Portón de la *Morada* del Shen".
Consolida la "Expresión del Espíritu".
Fortalece la salud.
Vacío de Qi 氣.
Recuérdese la importancia energética del ombligo (fig. 23 a 27).

·DAR CAUCE AL "PROYECTO VITAL"

Decíamos al principio de este capítulo *"Atrévete a vivir la vida que has soñado"*... Cuando se abandona el Proyecto Vital o se arrincona indefinidamente por dificultades que parecen, sólo parecen, insalvables; cuando se despliegan el *Alzheimer de los sueños* y se instaura la **anemia de los ideales**, la **anorexia emotiva** fragmenta la Identidad del ser que, una vez engendrado, *arriba* a la tierra para dar cumplimiento al Designio inscrito en su *bastidor energético*. Renunciar, o aplazar sin plazo fijo, al *trazado vital* es un genuino **suicidio psíquico** que *confina* la Energía Original Yuan Qi 原氣, *gestora* de los *planos* del Propósito Celeste, y *maniata* la Energía Ancestral Zong Qi 宗氣, *aparejadora* que coordina su viabilidad.

Planteamos los siguientes puntos haciéndonos eco de una canción de **Manuel Carrasco**:

"Hay una estrella en tu interior
Ya sé que no la puedes ver
Para sentir, para vivir
¡No dejes de soñar!"

· **4TM** *mingmen* 命門 "Puerta del Destino"

命 Ming significa "vida, ordenar, obedecer las órdenes de un superior". También puede referirse a "Designio, destino". 門 Men significa "puerta que cierra, abre y comunica". Puede considerarse como *"el conductor de la fuerza para mantener la vida"* puesto que fortalece la Esencia 精 Jing y calienta los Riñones.

Se relaciona con la Energía Original Yuan Qi 原氣.

· **16R** *huangshu* 肓俞 "Asentimiento de Centros Vitales"

Cruzamiento con el Vaso Maravilloso Chong Mo 沖脈 (Mar de toda la Energía *yin* y *yang*).

· RECOMPONER EL "EJE MADERA–TIERRA"

Estos Reinos son la cuna de las **"Tropas T y B"**. Los puntos propuestos favorecen el proporcionado **balance del Ciclo Kè** 克 evitando que la Madera se sobreimponga a la Tierra y la Tierra se rebele contra la Madera. Se añade uno de Vesícula Biliar por considerar que, como **Juez**, *impone enmiendas* (**Treg**) a la excesiva acción linfocitaria citolítica. Agregamos otro del Bazo para favorecer las acciones de los linfocitos **Breg**.

·**3H** *tai chong* 太沖 "Asalto Supremo"
Punto Iu–**Tierra de la Madera**.
Elimina el Calor del Hígado.
Apaga el Viento, Feng 風.

·**1B** *yin bai* 隱白 "Blanco Latente"

Punto Ting–**Madera de la Tierra**.

Punto Raíz del Meridiano Unitario Tai Yin 太陰 (Pulmón–Bazo).

Afecciones por Calor Perverso, Re Huo 熱火.

Agotamiento de energía de los meridianos Profundos de: Pulmón, Bazo, Riñón, Corazón y Estómago.

Preocupaciones y miedos.

· **Vesícula Biliar, el Juez, (linfocitos Treg): 33VB** *xi yang guan* 膝陽關 "Barrera del Yang".

· **Identidad del Bazo (linfocitos Breg): 3B** *tai bai* 太白 "Blancura Extrema. Brillantez Suprema. Nombre del planeta Venus: Jin Xing 金星"

El planeta **Venus** se eleva hacia el oeste como una estrella de la tarde (*yin*) que anuncia el declive del día (*yang*). Para el simbolismo chino despliega un tipo de energía que busca el equilibrio por medio de la **diplomacia** necesaria en todo conflicto para evitar la contienda.

Punto Iu–Tierra.

Insuficiencia de la raíz *yang* del Bazo.

Mengua del *asiento yang* del Riñón.

Refuerza y centra el Bazo.

Transforma la Humedad, Shi 濕.

· **RESTABLECER LAS OBLIGACIONES DE XIN BAO (MAESTRO DEL CORAZÓN)**

Como *"oficial, que actúa como ministro y enviado"* su tarea es la de comunicar los *preceptos* del Emperador y presentarle las *solicitudes* de los Reinos. Presentamos unos puntos que lo resguarden frente a las emociones que más le dañan y le permitan recuperar su *ministerio intermediador* alejado de cometidos protagonistas.

· **3MC** *quze* 曲澤 "Vapores Luminosos Sinuosos"

Punto Ho–Agua.

Miedo.

Tristeza.

Angustia.

·**7MC** *xinshu* 心主 "Maestro del Corazón"

Punto Iu–Iunn (Tierra–Fuente).

Recibe un Vaso Lo del Triple Recalentador (San Jiao).

Miedo.

Ansiedad.

Calma el 'Calor molesto' de los "5 Corazones" (Wu Xin 五心). Se refiere a las Almas Vegetativas de los órganos–*zang*.

·**5MC** *jian shi* 間使 "Servir de Intermediario"

Punto King–Metal.

Calma la mente.

Miedo.

Aprensión.

Inseguridad.

Desglosemos sus ideogramas:

間:

Lugar entre dos periodos de tiempo y espacio definidos (instante).

Relaciones entre dos cosas.

Apertura.

使 [obsérvese en el pictograma al enviado portando el estandarte real (fig. 70)]:

Servicio.

Enviar.

La persona a quien se le ordena hacer algo.

· REDIMIR LA LABOR DE SAN JIAO (TRIPLE RECALENTADOR)

En los **pictogramas** del San Jiao 三焦 aparecen el simbólico número '3' (三) y el **Ave Fénix** que resurgía de sus cenizas (焦) (fig. 71). El '3' hace referencia a:

· Los "Tres Tesoros" (San Bao 三寶): 神 Shen (Espíritu), 氣 Qi (Energía) y 精 Jing (Esencia).

· Sintoniza con los "Tres Campos de Cinabrio Alkímicos" San Dan Tian 三丹田.

· Gobierna las "Tres Energías" 衛 Wei, 營 Ying y 精 Jing.

El Feng Huang 鳳凰, el Ave Fénix chino, es un pájaro legendario que muestra la impecable relación *yin–yang*. Originalmente los machos se llamaban 'feng' y las hembras 'huang'. Tal distinción dejó de hacerse convirtiéndose en una "entidad femenina–*yin*" emparejada con los atributos *yang* del Dragón (Long 龍), símbolo del Emperador. Estas extraordinarias similitudes del San Jiao con el conjunto alegórico que forma parte del *corpus* de la medicina china nos permiten afirmar que su Fuego Inmaterial es capaz de reconducir los estados patológicos reorientando todos los *tránsitos energéticos* y eliminando sus bloqueos. Para ello, para recordarle su magna labor recomendamos los siguientes puntos.

·**4TR** *yangchi* 陽池 "Estanque de los Yang"

Punto Iunn–Fuente.

Regula y hace transitable la Energía Primaria del San Jiao proveniente de la Energía Original Yuan Qi 原氣.

·**22V** *sanjiao shu* 三焦俞 "Trasportar para Ofrecer en el San Jiao"

Punto Iu–Asentimiento.

Regula el Triple Recalentador (San Jiao).

Refuerza el Bazo.

Moviliza y elimina la Humedad, Shi 濕.

· REPARAR LAS ALMAS VEGETATIVAS ("Entidades Viscerales") DAÑADAS (fig. 72)

Si queremos entender la **Naturaleza Luminosa del Hombre** es preciso mencionar a los **Ben Shen** 本身:

· Ben 本: Raíz, cimiento.

· Shen 身: Cuerpo, estructura.

Definen el "sí mismo", la *mismidad* que alimenta los 5 Reinos.

El **Fuego incorpóreo** lo custodia el San Jiao 三焦, administrador de los Tres Calderos alkímicos (*Dan Tian* 丹田). De estos Tres Calderos se hace eco la palabra 'llama' cuyo ideograma consta de 'tres fuegos' (*yàn* 焱) uno por Caldero. Los *resplandores* que emiten configuran el misterioso concepto de las Entidades Viscerales o **Almas Vegetativas que se** *acomodan* **en los órganos–** *yin* de los **Cinco Reinos** 五行.

El conjunto del psiquismo está formado por estas Cinco Entidades Viscerales. Son los *espíritus que animan y entretejen* la materia facilitando la salud o, en su defecto, la enfermedad. Para la mentalidad china son los garantes del *orden natural*. Su función consiste en mantener los *soplos energéticos* y dirigir sus manifestaciones.

Veamos cada una de ellas con mayor detenimiento.

· **RIÑÓN**: Alma Vegetativa *Zhi* 志

· *Shi* 士: Erudito, persona entrenada, guardaespaldas.

· *Xin* 心: Corazón.

Alienta la voluntad y la firmeza. Las aspiraciones, los ideales. El **miedo**, los **sentimientos de culpabilidad** y los **conflictos de larga duración** dañan seriamente esta entidad psíquica.

· **HÍGADO**: Alma Vegetativa *Hun* 魂

Su ideografía muestra: a la izquierda, 'nubes' y a la derecha, un 'fantasma'.

Se la considera el aspecto *yang* del *Shen*. Durante el día reside en el oculto espacio del Tercer Ojo. Se dice de esta *cámara* que es la Morada de la Luz por lo que goza del privilegio de ser designada con el nombre de Corazón Celestial, *Tiânguó de Xîn* 天國的心. Por la noche descansa en el Hígado facilitando los sueños. Según el Libro de los Ritos, Li Ji 禮記, de la dinastía Zhou (1046–476 a.C.) regresa al Origen tras la muerte.

Apoya la decisión y la certeza. La Emoción, las iniciativas, las estrategias que planifican el futuro.

· **CORAZÓN**: Alma Vegetativa *Shen* 神

Estimula la alegría y el gozo. El Corazón es el coordinador de todas las actividades tanto físicas como psíco–espirituales. En él se custodia el Shen, la **Energía Espiritual de naturaleza luminosa**. Transmite la expresión y el testimonio del ser humano. Es la conciencia indispensable para el equilibrio de las emociones. Su inestabilidad alimenta un ciclo que va desde la exaltación a la depresión. El Shen marca el ritmo que conecta al ser humano con el resto de los seres y con el cosmos. Cuando el Shen es potente, la personalidad es firme y equilibrada.

· **BAZO**: Alma Vegetativa *Yi* 意

Influye en la reflexión y el rigor. Pertenece al Reino de la Tierra que representa el "Centro" de toda vivencia psico–corporal. La **memoria que custodia abarca el pasado e incluye la "memoria celular" y la información genética** contenida en el ADN.

Si su capacidad reflexiva se convierte en *rumiación ansiosa* degenera en obsesiones que forman *quistes energéticos*. Es responsable del registro de las experiencias, de su clasificación, conservación, compilación y reformulación.

· **PULMÓN**: Alma Vegetativa *Po* 魄

Su ideograma está compuesto de:

· *Bai* 白: "Blanco, claro, puro". Color alusivo al correspondiente con el Reino del Metal.

· *Gui* 鬼: "Fantasma, espíritu, aparición" (derivado etimológico de "acechar, ocultar", *yin* 隱).

Es la única Entidad Psíquica que puede ser directamente atacada por un sentimiento. Custodia la intemporalidad del instante y respalda todos los procesos corporales que tienen *fecha de caducidad*. Al fallecer, queda desencarnada en la tierra.

Po se relaciona con la **vida corporal**. Así como el 'Hun' 魂 del Hígado representaba el aspecto inmaterial de la conciencia, 'Po' encarna el lado más material que determina las reacciones de supervivencia, el instinto de conservación y la capacidad para adaptarse a los cambios. En la medicina china, el concepto de *alma* viene definido por la **conjunción de Hun y Po, aspectos Yang–Yin del Shen**: **Hun** orienta y dirige, mientras que **Po** lo *ancla*, materializando sus directrices.

Los **5 Ben Shen** se agrupan por **parejas**:

· **Hun** 魂 y **Po** 魄: **"Eje Expansivo–Constrictivo"** de las pulsiones vitales. Hun, exclusivo del ser humano, encamina y conduce mientras que Po, común a todos los seres vivos, plasma las directrices.

· **Zhi** 志 y **Yi** 意: **"Eje de las Concreciones"** de los procesos fisio–metabólicos. Confecciona el esquema corporal y la autoimagen. Son los únicos Ben Shen que portan el ideograma del corazón, *xin* 心, dando a entender el sometimiento de la materia a los dictámenes del órgano regio.

·**Po** 魄 y **Zhi** 志: **"Eje del Reinicio"**. Protagoniza el Inicio y el Final de un Ciclo Generativo. Po, como Metal, corta y concluye los procesos para que pueda iniciarse un nuevo ciclo desde la Esencia del Agua que concreta la Energía Celeste avalada por el Zhi.

Estos **Tres Ejes animan la vitalidad de los *zang–fu*** 臟腑 depositando en ellos la impronta del Qi Celeste, Tian Qi 天氣. Desde la misma concepción del ser humano, el **Soplo Celeste Original** (Yuan Shen 原神) *asiste* de forma sutil, a través de los 5 Ben Shen 五本身, todos los procesos vitales. Sin ellos, la vida se dispersaría incapaz de habitar un cuerpo.

Vimos como el **Xin Bao** 心包 *flaqueaba* en su tarea aquejado por ***turbulencias afectivas*** que impedían su labor de Intermediario entre el Soberano y los Reinos. La tristeza, el miedo y la obsesión lo *desajustan* hasta el punto de ser instigador y protagonista de un *golpe de estado*. **Redimamos el *bien hacer* de las Almas Vegetativas causantes del quebranto**:

· **Tristeza** 悲 *bēi*: Debilita al Soberano, Reino del Fuego, que alimenta a la Tierra (Ciclo Shēng 生).

42V *pohu* 魄戶 "Puerta del Alma, del Fluido Vital". Pérdida de identidad. *Po* 魄, *Alma* del Pulmón, Reino del Metal, respalda los procesos vitales como *aspecto yin* del Shen del Corazón.

· **Miedo** 恐 *kǒng*: Marchita los Riñones, custodios de la Energía Original Yuan Qi. El Riñón, Reino del Agua, *"florece en las médulas"* cuna del linaje de linfocitos T y B (fig. 48).

52V *zhishi* 志室 "Morada de la Voluntad". *Zhi* 志 es el *Alma* del Riñón. Tonifica los Riñones. Despeja el Calor, Re 熱, y la Humedad, Shi 濕. Se inhabilita por estrés.

· **Obsesión–Preocupaciones** 思 *sî*. Daña al *Alma* del Bazo: Descompensa la Humedad (湿 *shî*) del Reino de la Tierra facilitando un 'Calor Perverso' (熱火 *re huo*) que forma Flema (痰 *tán*) como lecho inflamatorio (炎 *yan*) (fig. 61).

49V *yishe* 意舍 "Asalto de la Imaginación. Morada de las Ideas"

Refuerza el Bazo. Elimina la Humedad–Calor (Shi 濕–Re 熱). Mejora las funciones hepáticas.

Añadiremos otros dos puntos que, aunque no forman parte de las Almas Vegetativas, son de valiosa eficacia:

• **17RM** *shanzhong* 膻中 "Centro de la Sinceridad"

中 zhong significa "centrar, equilibrar" y 膻 shan "hedor a cabra". En el Neijing, la cabra se relaciona con el Reino del Fuego por lo que este punto "centra el Fuego del Corazón".

Punto Mo del Maestro del Corazón (Xin Bao): "Mo 募" significa "producir, reclutar". Son puntos donde la energía de los órganos se concentra.

Sitial de la Energía Zong encargada de las funciones del Soberano.

Maestro de la Energía.

Depresión.

Ansiedad.

Facilita el flujo del Qi 氣.

• **6MC** *neiguan* 內關 "Barrera Interna"

Maestro del Vaso Maravilloso Yin Wei 陰維.

Punto Lo que conecta con el 5TR *waiguan* 外關 "Barrera Externa" (Maestro del Vaso Maravilloso Yang Wei 陽維).

Se enfrenta a las Energías Perversas Xie Qi 邪氣.

Las conexiones que establece el 6MC (Maestro del Yin Wei 陰維) con el 5TR (Maestro del Yang Wei 陽維) establecen las 'Barreras' defensivas de todo el *yin* y el *yang* del organismo (Wei 維: 'salvaguardia, preservar'). Los pictogramas de 'barrera, *guan* 關' y 'puerta, *men* 門' atestiguan la importancia de *guan* como *puerta asegurada con trancas* (fig. 73). Neiguan (6MC) es uno de los más importantes reguladores de la dinámica de la energía y Waiguan (5TR) ordena la circulación de la energía *Wei* 衛, Centinela, y *Ying* 營, Alimenticia.

Entender la enfermedad autoinmune, desde los postulados de la medicina china, requiere una mente desprejuiciada que, sin ceder a *juicios sumarísimos*, se aventure a comprobar la eficacia del atinado uso de los puntos de acupuntura, *xue* 穴. Lejos de estar *aislados*, se comunican para formar parte del ***misterioso tapiz energético*** del Hombre. Las agujas que utiliza el facultativo, bien *enhebradas*, avanzan *puntada apuntada* para restaurar los *jirones* del mencionado *tapiz*. A ello nos dedicamos como *usufructuarios* de una gran frase de **Thomas Alva Edison**: *"Los que dicen que es imposible, no deberían molestar ni interrumpir a los que lo estamos haciendo"*.

Según hemos expuesto,la Tristeza (悲 *bēi*) que lesiona al Soberano, las Preocupaciones (思 *sī*) que promueven un lecho inflamatorio (炎 *yan*) y elMiedo (恐 *kǒng*) que *marchita* los Riñones, custodios de la Energía Original Yuan Qi que irradia a través del San Jiao, son la causa del **deterioro del Xin Bao** y su posterior "golpe de estado".

Unos **gobiernos** que, rodeados de sus *anónimos expertos*, día a día difunden pábulos alarmantes: crisis económica, paro, precio de la vivienda, guerras incontroladas, cambio climático, amenazas de nuevas pandemias… suscitan en sus **ciudadanos** motivos de *preocupación* que acaban *entristeciéndolos* para, finalmente, convertirlos en *electores temerosos*. Una **viñeta de El Roto** nos sirve de ejemplo: *"cuando dejaron de hablar de cambio climático el tiempo volvió a ser como siempre: variable"*. Los temores, trocados en miedo (fig. 74), *debilitan* el Reino del Agua, el Riñón que *"florece en las médulas"*, en la cuna de los linajes de linfocitos T y B (fig. 48).

John Steinbeck vaticinó: *"Quizá todos tienen miedo de los demás en este condenado mundo"* y cuando 'los demás' se *nos agotan*, el miedo infiltrado en nuestras propias células desencadena **mecanismos de autoagresión** como incauta defensa.

Refractarios al **proverbio escocés** *"no hay medicina para el miedo"* defendimos, defendemos y defenderemos el Arte de la Acupuntura tanto orientado a la enfermedad autoinmune como al resto de dolencias que *acordonan* al ciudadano de esta **sociedad enferma** por ansias de control y amenazas. Como bien lo expresara **José Luis Sampedro** *"Gobernar a base de miedo es eficacísimo. Si usted amenaza a la gente con que los va a degollar, luego no los degüella, pero los explota, los engancha a un carro... Ellos pensaran; bueno, al menos no nos ha degollado"*.

El escritor egipcio **Naguib Mahfuz** dijo *"El miedo no evita la muerte. El miedo evita la vida"* y nosotros comenzamos este capítulo con una clara invitación: *"Atrévete a vivir la vida que has soñado. Avanza y haz tus sueños realidad"*.

Concluyamos con la esperanza de haber contribuido con una *chispita de luz* al oscuro panorama cuyas *tinieblas pregonan la autoinmunidad*.

"—Dime ¿por qué si uno sabe nadar flota sin moverse y cuando no sabe se hunde?
—El miedo pesa, hijo"

Miguel Delibes

CAPÍTULO 5

DESENLACES

"Dudar de todo o creerlo todo son dos opciones igualmente cómodas, pues tanto una como otra nos eximen de reflexionar" (Henri Poincaré)

S E debe meditar sobre lo expuesto sin censuras previas ni vítores prematuros. Desestimar una medicina milenaria, como la china, sólo puede ser consecuencia de la ignorancia. Una ignorancia *acunada* en el temor de supuestas competiciones. No se trata de *vencer* a la medicina occidental, de eficacia probada, sino de colaborar con ella. Retar los dos tipos de medicina instaura una *fratricida guerra civil* cuyo desenlace es **la propia autoinmunidad del sistema sanitario** que, *patologizado*, en nada beneficia al paciente.

Llama la atención el enfoque defendido en los **Simposios "Multidisciplinar de Enfermedades Autoinmunes Sistémicas I y II"** (2022 y 2023). La **Dra. Patricia de Sequera**, presidenta de la Sociedad Española de Nefrología, resaltaba en una de sus ponencias que *"el tratamiento de las enfermedades autoinmunes sistémicas requiere un manejo multidisciplinar"*. **Siendo 'multidisciplinar' nos cuesta entender el por qué se nos excluye** aun reconociendo la yatrogenia de muchos de los tratamientos occidentales. El **Dr. García Morillo**, coordinador del Grupo de Trabajo de Enfermedades Autoinmunes Sistémicas, lo confiesa: *"El tratamiento biológico, es una de las nuevas alternativas en nuestro vademécum terapéutico. El bloqueo selectivo de dianas de nuestro sistema inmune, con estos fármacos, permite **reducir** la posibilidad de **efectos secundarios** que clásicamente se habían relacionado con el tratamiento inmunosupresor"* [la negrita es nuestra].

Ante los investigadores aparece un nuevo reto debido al **aumento de la autoinmunidad**. La incidencia de la psoriasis en España ha crecido casi un 1 % en los últimos 15 años, pudiendo alcanzar el 2,3 % de la población, lo que sitúa la prevalencia en torno a 1.080.000 casos; a su vez, la artritis también registró un incremento en el estudio Episer 2016 así como la enfermedad de

Crohn que tiene un agregado anual del 2,5 %. Un estudio publicado en la **revista "Diabetología"** constataba que los casos de diabetes tipo 1, diagnosticados a edades tempranas, crecen un 3,4 % al año de media en Europa. Por último, análisis realizados en Europa, América del Norte y Oceanía, observan que la incidencia de la enfermedad celíaca se ha incrementado un 7,5 % al año durante las últimas décadas.

Con una perspectiva más general, la revista científica **"Arthritis and Rheumatology"** constató, en el 2020, un aumento de la incidencia de anticuerpos antinucleares, el biomarcador más empleado en el estudio de las enfermedades autoinmunitarias. El *universo autoinmune* es cada vez más extenso ¿Qué *esconde* este auge? Los expertos todavía no encuentran causas claras identificables. Lo más probable, dicen, es que se deba a factores de ambiente. Alimentación, estilo de vida, contaminación, medicamentos, disruptores endocrinos... podrían estar detrás de los *desajustes* del organismo.

Joaquín Hinojosa, Fundación Española del Aparato Digestivo (FEAD), apunta que el número de pacientes con enfermedad de Crohn en España ha crecido en las últimas décadas: *"Las razones que mejor podrían explicarlo son los factores ambientales que interactúan en personas con una predisposición, ligada o no a sus genes, y condiciona la alteración de la microbiota intestinal"* sobre la que disertamos en el capítulo 1 conocedores de su importancia (fig. 75).

El **Dr. Antonio González**, Jefe de Servicio de Medicina Interna del Hospital Vall D'Hebron, apunta hacia un aumento de casos en los últimos 40 años: *"Es difícil atribuirlo a algo en concreto, pero desde luego, no puede deberse a cambios genéticos porque estos nunca van así de rápidos. La hipótesis de la comunidad científica se apoya en otras cuestiones ambientales. Además de la alimentación típica de occidente, también puede se a un exceso de salubridad que, aunque parezca extraño, puede ir en contra del sistema inmunitario. El hecho de que cada vez nos infectamos menos, de que tengamos contacto con menos patógenos, porque tenemos acceso a aguas cuidadas y porque la salud pública ha mejorado mucho, seguramente pueda favorecer que el sistema inmunitario no esté tan bien preparado o tenga una mayor tendencia a la alteración"*. Más bien pensamos que 'el hecho de no infectarse' demuestra el buen estado de la **Energía Ying–Wei Qi** tanto en condiciones higiénicas como insalubres. El caso es *responsabilizar* a algo 'ajeno' (cambio climático muy de moda, limpieza, suciedad...) antes que prestar atención a las emociones que **embargan el alma** o, más bien, lasAlmas Vegetativas descritas.

Cantaba **Alberto Cortez** *"en un rincón del alma / también guardo el fracaso / que el tiempo me brindó. En un rincón del alma / donde tengo la pena / que me dejo tu adiós"*. **Los fracasos afectivos, las frustraciones, los desengaños, las desilusiones, las decepciones, las pérdidas... son *quebrantos* para el alma, derrotas donde naufragan los Proyectos de Vida y entran en *bancarrota los sueños*.**

Todos estos desalientos decoran los recovecos de cada una de las células del Hombre hasta conseguir extraviar su propia identidad celular. Una vez perdida, las leyes más básicas de la biología se *dislocan* hasta el punto de confundir 'lo propio' con 'lo ajeno'.

Algo sí está claro, el **Dr. Carlos González**, co–director del "Centro de Enfermedades Inflamatorias Mediadas por la Inmunidad CEIMI" (Hospital Gregorio Marañón), detalla que *"en el momento en el que el sistema inmunitario se equivoca se produce una inflamación permanente que acaba provocando una enfermedad. La inflamación mantenida causa muchos tipos de enfermedades. Dentro de este grupo inflamatorio, se encuentran las autoinmunes, en las que se producen anticuerpos que dañan las células del propio organismo"*. El *lecho inflamatorio* (炎 *yan*) del 'Calor Perverso' (熱火 *re huo*) se ve impulsado por las **preocupaciones** que, ajenas al mandato de su propio prefijo, adelantan acontecimientos no siempre atinados: **pre–ocupaciones** (fig. 61). Como bien dice el proverbio japonés, basado en una frase de **Julio César**, *"no te pongas a cruzar el río antes de llegar a él"*.

Se estima que la prevalencia de las enfermedades autoinmunes a nivel mundial es del 3% al 5%. De este porcentaje, el 80% de las personas que sufre alguna de estas patologías son mujeres. **La fuerza de la respuesta inmune depende del sexo** en todos los mamíferos. Los **machos** tienen un sistema inmune más débil y son más susceptibles a las infecciones, las **hembras** lo tienen más poderoso y sufren más enfermedades autoinmunes. Las mujeres tienen dos cromosomas XX y los hombres sólo tienen uno (XY). En los mamíferos, el número de proteínas del cromosoma X se regula mediante la **molécula *Xist*** ("ARN no codificante"). En lugar de 'codificar', se *pega* directamente a los genes del cromosoma X y reduce su actividad a la mitad. Esta es la razón de que mujeres y hombres tengan la misma cantidad de proteínas pese a la doble X femenina.

Xist parece ser la razón de que las hembras mamíferas sufran más enfermedades autoinmunes. **Christophe Huret** y sus colegas de las universidades de París y Toulouse, trabajando con ratonas, muestran en "Science Advances" que basta con perturbar la actividad de *Xist* para que las células reactiven los genes del cromosoma X y la hembra desarrolle los signos inflamatorios típicos del lupus, enfermedad autoinmune que los humanos comparten con los roedores.

Debido a la **cultura patriarcal** aun no extinta, que otorga al hombre predominio, autoridad y ventajas, la mujer queda subordinada y muchas veces dependiente. Especulamos, sin menospreciar a *Xist*, con que el ***histórico psíquico femenino*** se encuentra repleto de sacrificios y renuncias que, perturbando su Shen, bien pueden influir sobre su peculiaridad molecular.

Como si este panorama no fuera suficiente, un nuevo escenario se cierne sobre la autoinmunidad. No es otro sino el derivado de los posibles, **subrayamos 'posibles'**, efectos adversos que, como todo fármaco, tienen las **vacunas Covid**.

Sometida a censura intracientífica, **Alexandra Henrion**[59], Dra. en Genética por la Universidad de París Diderot, aclara: *"El problema de la vacuna del Covid es que normalmente se tardan diez años, en el mejor de los casos, en desarrollar una vacuna. En este caso fueron diez meses. Y fue una proeza gracias a los políticos, puesto que los gobiernos aceptaron que los ensayos clínicos no tuvieran lugar en el laboratorio, como se hace normalmente, sino en la población general".*

Otro interesante estudio es el de la microbióloga **Katharina Roltgen** (Unidad de Inmunología Molecular del Instituto Suizo de Salud Pública y Tropical de Basilea). En su investigación explica que *"Aunque Pfizer aseguró que la vacuna quedaría localizada en el lugar de la inyección y solo podría durar un par de días, se ha visto que puede permanecer en el sistema linfático al menos dos meses tras la inoculación, ya que el cuerpo no es capaz de desintoxicar la proteína de pico [Spike]. Esto explicaría los efectos adversos detectados a largo plazo"*(Cell 185, Marzo 2022).

Queremos pensar que tanta *alerta* sea fruto de un *exceso de celo ante lo novedoso* pero, siendo fieles a los preceptos de la **medicina china**, nos vemos en la necesidad de proponer una terapéutica profiláctica ante posibles efectos adversos, volviendo a subrayar el término 'posibles'.

El **ideograma de 'espiga–Spike'** (proteína S o 'espícula') se escribe *zhǎngdīng* 長釘"espiga o clavo largo":
· *zhǎng* 長:Longitud grande.
· *dīng* 釘: Espiga, clavo.

Resulta curioso coligar 'espiga' y 'clavo' (fig. 76). Según la RAE, un clavo es una *"pieza metálica, larga y delgada, con cabeza y punta, que sirve para*

---

[59] Alexandra Henrion: *Los aprendices de brujo*. La Esfera de los Libros, S.L. 2023.

introducirla en alguna parte, o para asegurar una cosa a otra."… Para *favorecer la tarea beneficiosa del clavo*, en el organismo en su conjunto, proponemos el tratamiento que recibe el nombre de **"Valle de la Armonía"** (fig. 77):

3IG *sanjian* 三間 "Tercer Intervalo"
· Iu–Madera.
· Elimina el Calor y las inflamaciones.
4IG *hegu* 合谷 "Fondo del Valle" [*hukou* 虎口 "Boca del Tigre"]
· El significado del nombre es "sostener la unión".
· Punto Iunn–Fuente.
· Equilibra la circulación de la Sangre y la Energía (Xue–Qi 血氣).
· Elimina el Calor del Pulmón.
5IG *yangxi* 陽谿 "Pequeño Valle del Yang".
· King–Fuego.
· Elimina el Calor.

A lo largo de los siglos el uso de las vacunas ha inmunizado convenientemente a la población frente a pandemias insidiosas. Que nadie nos confunda ni etiquete; **no somos negacionistas, ni mucho menos antivacunas**. Pero sí nos preocupa el aumento de pacientes con enfermedad autoinmune y nos preguntamos la causa. Nos resulta escasa la respuesta del citado **Dr. Carlos González** que, siendo consciente de la *crecida*, considere que *"no sabemos muy bien a qué se debe, si es por la contaminación, por el procesado de los alimentos que tomamos, y eso provoca que enfermedades como la psoriasis o la de Crohn tengan una mayor incidencia en el mundo occidental. Las causas todavía están por confirmar"*.

La ciencia no debe escudarse en un *'no sabe–no contesta'* sino arriesgar hipótesis imparciales que permitan **investigaciones que no se vean silenciadas por censura alguna**. La labor del científico consiste en aportar verdades aun cuando no se ajusten al *discurso oficial*. Encubrir, disimular o desfigurar demoran los avances que anhela el enfermo. Como bien intuyera **Arthur Schopenhauer**, *"Toda verdad atraviesa tres etapas. Primero, es ridiculizada. En segundo lugar, es violentamente rechazada. En tercer lugar, es aceptada como evidente por sí misma"*.

Exponiéndonos sin autocensura alguna, **hemos arriesgado** nuestra **hipótesis** sobre la autoinmunidad sin desdeñar ni desestimar los conocimientos de occidente. *Quijotes* de un 'hacer conjunto' brindamos unas ideas que, aun proviniendo de épocas remotas, pueden servir de *aliento* en los tiempos actuales. Cooperar, colaborar, aportar es nuestro sueño y en él **resistiremos** porque, según defendía **Eula Biss**, *"la inmunidad no es un estado de invulnerabilidad,* *es un estado de adaptación constante. Un 'espacio público' que depende del bien común"* y al 'bien común', como peregrinos de "Lo Siempre Posible", se encaminan nuestros ensueños.

Como bien augurara **Mario Satz**, *"cuando se destruye un mito, a duras penas las palabras alcanzan para consolar los efectos que deja su ausencia"*. Fieles a este aserto, comenzamos el libro con el mito de **Caín y Abel**. Su fratricidio nos ha guiado por los *enmarañados senderos* del sistema inmune, nuestra querida Ying–Wei Qi. No sería leal finalizarlo sin ellos. Caín, al ser preguntado por el destino de su hermano, contestó con evasivas: ***"¿Acaso soy yo el guardián de mi hermano?"*** (Gén. 4:9). Quebrantada la consanguinidad, el 'guardián' (Tropas T y B) se convierte en asesino de su propio hermano.

En una **sociedad autoinmune** donde el *'semejante'* es visto como *'agresor'*, no extraña que el *macrosistema* apoye guerras y deportaciones. De igual modo, el *microsistema* inmunitario ataca 'a los suyos'. **Alphonse de Lamartine**, poeta y político francés, dedujo la raíz de tanta contienda y exilio: *"Sólo el egoísmo tiene patria ¡La fraternidad no la tiene!"*. Egoísmo, en chino, es sî 私 "ilícito, ilegal". **Fraternizar**, *"tratarse con afecto y amistad propios de hermanos"*, es la clave. Para *activarla*, es preciso "Despertar a la Conciencia de Identidad" y "Dar Cauce al Proyecto Vital".

Desadormecerse, para llevar a cabo el Propósito, requiere *vigorizar* al Soberano, al Corazón, con sus esenciales dosis de **alegría** sin olvidar que *"a veces, tu alegría es la fuente de tu sonrisa, pero a veces tu sonrisa es la fuente de tu alegría"* (**Thich Nhat Hanh**). La **destreza psíquica**, el Shen, es quien percibe el *'vaso medio lleno'* o, en su defecto, *'el vaso medio vacío'* cuando la 'realidad' es la misma y sólo responde a cómo sea percibida. **Valentina Hugues**, profesional del Centro de Salud Mental Estudiantil de la Universidad de Chile, explica que *"la cultura de ver el vaso medio vacío está instaurada en nuestra sociedad. Vivimos luchando por cumplir las expectativas que los demás tienen de uno mismo"*…en lugar de afanarnos en nuestro personal Proyecto de Vida. *Sanearse* consiste en que, si el 'vaso está medio vacío', hay que levantarse y llenarlo con nuevas ilusiones y sueños a estrenar.

A la **tiktoker Luca Barmont** se le preguntó *"¿está medio vacío o medio lleno?"* Y su respuesta fue *"¿Cuánto pesa el vaso?"*. Las respuestas de sus seguidores variaron entre 200 y 250 gramos a lo que respondió: *"El peso absoluto no es tan importante, depende de cuánto tiempo lo sostengo. Si lo sostengo un minuto, no pasa nada. Si lo sostengo una hora, me dolerá el brazo. Si lo sostengo un día, mi brazo se entumecerá y paralizará. El peso del vaso no cambia, es siembre el mismo, pero cuanto más tiempo lo sujeto, más* *pesado y más difícil de soportar se vuelve. El vaso en realidad es una metáfora de todas las cosas que arrastramos a diario. Las preocupaciones, los rencores, los pensamientos negativos, los resentimientos... son como el vaso de agua. Si piensas en ellos un rato, no pasa nada; si piensas en ellos todo el día, empiezan a doler y si piensas en ellos toda la semana, acabarás paralizado e incapaz de hacer nada. Acuérdate de soltar el vaso".*

Soltar las tristezas, las obsesiones y los miedos que paralizan el *buen hacer* del Maestro del Corazón (Xin Bao). El vaso *aparentemente vacío* tiene la mitad de líquido y la mitad de aire, con lo que ¡siempre está lleno!

Como *obsequio* final, a la hora de **recuperar la alegría**, proponemos el **punto de acupuntura 3C** *shao hai* 少海 "Mar Joven" (fig. 78):

· Punto de "La Alegría de Vivir".
· Punto Ho–Agua.
· Doblega la ansiedad, la angustia y la tristeza.

Finalizamos este libro confiando en haber sido capaces de *contagiar* la ilusión, el *arrebato*, la *aventura de altos vuelos* que invite a contemplar los vastos paisajes que nos aguardan. **'Contemplar'** deriva del *contemplatio* latino donde *cum* evoca la 'acción conjunta' a la que aspiramos y *templum*, el 'lugar sagrado para ver el cielo', el recinto donde los augures observaban el vuelo de los pájaros…Volar, como anunciaba **Alan Alexander Milne**, *"es un regalo para aquellos que tienen el valor de mirar hacia el cielo y perseguir sus sueños".* Así que, como despedida hasta una nueva cita literaria, sólo podemos sugerir… ¡NUNCA SE OLVIDEN DE SEGUIR SOÑANDO!

> *"Sin el batir de las alas, sin las alas del eros*[60]*, el pensamiento no es posible. Quien piensa necesita despegar con las alas del eros hacia lo intransitado, hacia lo que aún no ha nacido o hacia lo venidero; en definitiva, hacia lo nuevo"*
>
> Byung–Chul Han

Bajo el Signo de Dà Guò "La Preponderancia de lo Grande"
"Así el noble, cuando permanece solo, no se aflige"
[過君子以獨立不懼遯世]

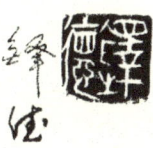

---

[60] Eros (Ἐρως), según Hesíodo, es una de las fuerzas primordiales que nace del Caos.

AGRADECIMIENTOS

"Piensa que la alambrada solo es un trozo de metal, algo que nunca puede detener sus ansias de volar" (Paloma Sánchez–Garnica)

A los soñadores, por seguir soñando.
A los idealistas, por su capacidad de sorpresa.
A los desprejuiciados, por la ternura de sus sugerencias.
A los inconformistas, por su valentía.
A los *políticamente incorrectos*, por entrever.
A los incombustibles, por no rendirse jamás.
A cuantos se atreven a navegar contracorriente.
A los apartados, insultados y señalados por su fortaleza
en tiempos de pandemia.
En definitiva… *"Que ser valiente no salga tan caro, que ser cobarde no valga la pena"* (Joaquín Sabina)

BIBLIOGRAFÍA

Además de los libros recomendados en notas a pie de página, son de interés los siguientes textos:

MEDICINA CHINA

Aplicaciones Clínicas del Canon de Medicina Interna de Huang Di. Editorial Nuevo Mundo, Beijing 1999

NAN JING (Canon de las Dificultades). JG Ediciones, 2003

Borsarello, J.
Manual Clínico de Acupuntura Tradicional. Masson, 1984

Bossy, J.
Atlas Anatómico de los Puntos de Acupuntura. Masson, 1984

Yang Jiasan
Localización Manual de los Puntos de Acupuntura. Miraguano Ediciones 1985

Hoang Ti
Neijing: So Wen y Ling Shu (Canon de Acupuntura). Dilema Editorial, 2003

Lawson–Wood
Los 5 Elementos de la Acupuntura y el Masaje Chino. Visión Libros, 1988

Marié, Eric
Compendio de Medicina China. Edaf, 1998

Padilla Corral, J. L.
Medicina Tradicional China. Miraguano Ediciones, 1997
Fisiopatología y Tratamiento en Medicina Tradicional China. Miraguano Ediciones, 1998
La Acupuntura en la Senda de la Salud. Miraguano Ediciones, 1998
Tratado Clásico de Acupuntura y Moxibustiónde Hangfu Mi (edición de J. L. Padilla). Miraguano Ediciones, 1999
Curso de Acupuntura. Miraguano Ediciones, 2001
de Regulación Energética en Medicina Tradicional China. Miraguano Ediciones, 2006

Las Vías Sanadoras de las Manos en Medicina Tradicional China. Miraguano Ediciones, 2009
Alkimia. Tradición y Milagros. Mandala Ediciones, 2009

Valenzuela, Arturo
Diagnóstico Oriental de las Emociones. Natural Ediciones 2008

Caballero Blasco, J.
Manual Básico de Uso de los Puntos de Acupuntura para Diagnóstico y Tratamiento. Miraguano Ediciones, 2002
Homeopatía para Acupuntores. Miraguano Ediciones, 2009
Los Síndromes Clásicos de la Medicina Tradicional China. Miraguano Ediciones, 2010

Naverán, Toty de
Los Olvidos de la Memoria: A Propósito de la Acupuntura como Tratamiento de la Enfermedad de Alzheimer Basado en el Código Genético Descrito en el I–Ching. Miraguano Ediciones, 2002
Los Naufragios del Alma. Psicopatología en Medicina Tradicional China. Miraguano Ediciones, 2005
El Hombre Estelar. Apuntes Interculturales de Sanación para el siglo XXI. Miraguano Ediciones, 2010
El Vuelo del Espíritu. Claves Alkímicas en Medicina Tradicional China. Miraguano Ediciones, 2014
El Latido del Universo. Fundamento Diagnóstico de la Pulsología China. Miraguano Ediciones, 2016
Las Estancias de la Luz. Los 5 Reinos y los 8 Palacios en Medicina China. Miraguano Ediciones, 2020
Nostalgia de Infinitos. Los 8 Vasos Maravillosos de la Medicina China. Miraguano Ediciones, 2023
Herederos del Tiempo. La Enfermedad Tumoral en Medicina China. Miraguano Ediciones, 2024

Villaverde, Juan R.
Wu Xing.Los Cinco Movimientos en Medicina Tradicional China. Mandala Ediciones, 2007

González G.R. y Jianhua
Medicina Tradicional China. Grijalbo México, 1996

Conghuo, Tian
101 Enfermedades Tratadas con Acupuntura y Moxibustión. Miraguano Ediciones, 2003

Stux y Pomeranz
Fundamentos de Acupuntura. Springer, 2000

Vecino Ferrer, J. A.
Acupuntura Tradicional China. Mira Editores, 2001

Beinfield y Korngold
Entre el Cielo y la Tierra. Los 5 Elementos en Medicina Tradicional China. Los Libros de la Liebre de Marzo, 1995

Kaptchuk, Ted J.
Medicina China. Una Trama sin Tejedor. Los Libros de La Liebre de Marzo, 1995

Maciocia, Giovanni
Los Fundamentos de la Medicina China. Aneid Press, (reimp) 1998

Wang Hongtu
El Neijing. Aplicaciones Clínicas del Canon de Medicina Interna de Huang Di. Editorial del Instituto Latinoamericano de Medicina Oriental, 2008

Réquéna, Yves y Borrel, María
Guía Práctica de Medicina China. Robin Book, 2010

Chao–Chang Cheng
Los 4 Diagnósticos Chinos. Mandala Ediciones, 2012
Los 27 Pulsos Chinos. Editorial Cabal, 2006

Fundación Europea de Medicina Tradicional China
MTC. Diagnóstico

Nguyen Van Nghi
Elementos de Diagnóstico en Medicina Energética China. Mandala Ediciones, 2013

Shuhai He
Tratamiento y Diagnóstico Diferencial en Medicina Tradicional China. Dilema

Walsh, Sean y King, Emma
Diagnóstico por el pulso: Una guía clínica. Elsevier, 2010

Cuatrecasas, Francisco
Morfopsicología y facioterapia vietnamita en la acupuntura EMOCIONAL. Mandala Ediciones, 2014

Liu Zheng
Medicina China Tradicional. Oberon, 2016

Liao Yuqun
Medicina Tradicional China. Ediciones Popular, 2013

Philippe Laurent
L'Espirit des Point. Éditions You Feng.Libraire & Éditeur, 2010
Michel Vinogradoff
Le Silence de l'Aiguille. Quand le Yi Jing éclaire les Transformations in-duites par l'Acupuncture. Springer, 2008
L'Espirit de l'Aiguille. L'apport du Yi Jing à la practique de l'Acupuncture. Springer, 2010
Keown, Daniel
La Chispa de la Máquina. Gaia Ediciones, 2018

QI GONG
Padilla Corral, J. L.
Qi Gong Estilo Ba Han Sheng. Miraguano Ediciones, 2013
Hacia la Sanación. Qi Gong Estilo Ba Han Sheng. Miraguano Ediciones, 2017
Pedro J. Jiménez y Haoqing Liu
Qi Gong y Medicina en la China Antigua. Miraguano Ediciones, 2015
Asociación China de Qi Gong para la Salud
Ba Duan Jin. Ediciones en Lenguas Extranjeras, 2008
Ji Jin Jing. Ediciones en Lenguas Extranjeras, 2008
Wu Qin Xi. Ediciones en Lenguas Extranjeras, 2008
Liu Zi Jue. Ediciones en Lenguas Extranjeras, 2008
Ziping, Wang
Wushu: 20 Ejercicios para la Longevidad. Miraguano Ediciones, 2004
Tawm, Kim
Ejercicios Secretos de los Monjes Taoístas. Sirio, 1995
Jwing–Ming, Yang
Las Ocho Piezas del Brocado. Mirach, 1994
Tzu Kuo Shih
La Terapia Qi Gong. Edad, 1995

LENGUA CHINA
Diccionario de Medicina Chino–Español
Ceinos, P.
Manual de Escritura de los Caracteres Chinos. Miraguano Ediciones, 1998
Caracteres Chinos. Miraguano Ediciones, 2016

Mateos, Otegui y Arrizabalaga
Diccionario Español de la Lengua China. Espasa Calpe, 1999
Pengpeng, Zhang
Radicales Chinos más comunes. Sinolingua, 2007
K.–M. Wu
On chinese body thinking: a cultural hermeneutic. Brill, 1997
王宏源 **(Hongyuan, Wang)**
The Origins of Chinese Characters. Sinolingua Beijing, 1993
Wieger, L.
Chinese Characters. Paragon Book Reprint Corp. and Dover Publications, Inc. 1965
Li Xubian
Hanzi Yanbian Wubai Li. Beijing Language and Culture.2015

TRADICIÓN CHINA
I–CHING
[Trad. Ritsema y Karcher (Círculo Eranos)]. J. Vergara Editor, 1995
[Trad. R. Wilhelm]. Edhasa, 1977
[Traducción de Gabriel García–Noblejas Sánchez–Caudal]. Alianza editorial, 2017
Wang Bi
Comentarios al I Ching [Trad. Jordi Vilá]. Atalanta, 2006
Lao Tsé
Tao Te King. Tecnos, 1996
Unschuld, P.
La Sabiduría de Curación China. Los Libros de La Liebre de Marzo, 2004
Javary, Cyrille
Los Engranajes del I Ching. Siglo XXI de España editores, 2008
[Traducción de Iñaki Preciado]
Los Cuatro Libros del Emperador Amarillo. Trotta, 2010
Lin Yutang
La Importancia de Vivir. Edhasa, 2011
Maite Foulquié y Shu–Yuán Chén
I Ching Jing Fang I. La Liebre de Marzo, 2015

INMUNOLOGÍA–GENÉTICA
Adams, F.
The Genuine Works of Hippocrates. William Wood and Company. New York, 1891

Sebastián Yarza F.
Diccionario Griego–Español. Ed Ramón Sopena. Barcelona, 1984
Hipócrates
Tratados hipocráticos. Obra completa. Ed. Gredos. Madrid, 1989–2003
Anales de la Real Academia de Medicina. Real Academia de Medicina
Madrid, 1880
Lain P.
Historia de la Medicina. Ed. Masson. Barcelona, 1998
Mukherjee, Siddhartha
La Armonía de las Células. Debate, 2023
López–Otín, Carlos
Trilogía de la Vida. Paidós, 2021
Janeway
Inmunobiología. Masson, 2000
Roitt, I.
Inmunología. Masson, Salvat Medicina, 1993
Regueiro y López Larrea
Inmunología. Biología y Patología del Sistema Inmune. Editorial Médica
Panamericana, 1996
Peña Martínez, José
Inmunología. Pirámide, 1998
González Fernández, África
Inmuno Power. La Esfera de los Libros, 2021

FIGURAS

1

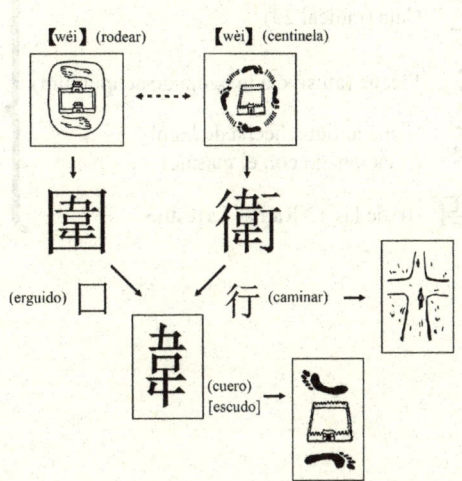

【wéi】 (rodear)　　【wèi】 (centinela)

圍　　衛

(erguido) 口　　行 (caminar)

韋

(cuero)
[escudo]

2

【yi】

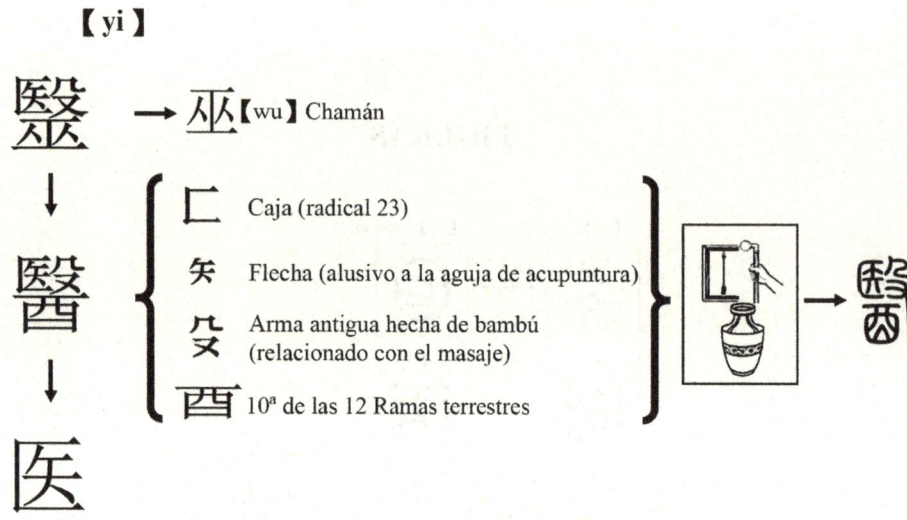

巫【wu】Chamán

- 匚 Caja (radical 23)
- 矢 Flecha (alusivo a la aguja de acupuntura)
- 殳 Arma antigua hecha de bambú (relacionado con el masaje)
- 酉 10ª de las 12 Ramas terrestres

3

【ài】

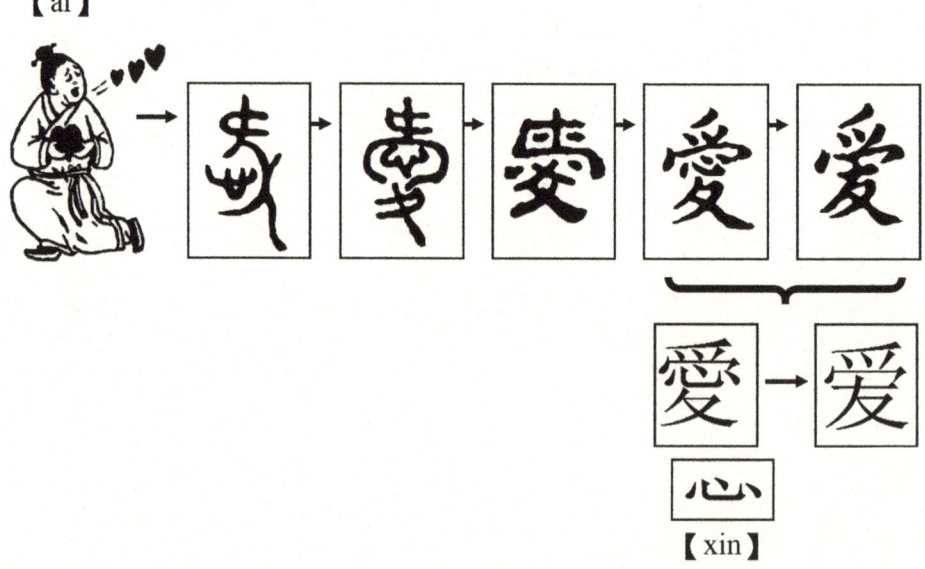

心【xin】

4

CURAR

【zhì】　　　　【yù】

治　　瘾

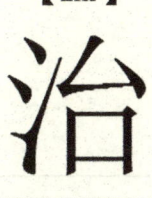
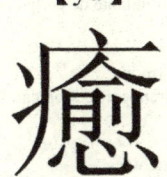

→

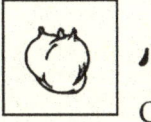

心【xīn】

CORAZÓN

Norma　　　　Recuperar
Gobernar　　　Favorecer
Administrar　　Sanar

5

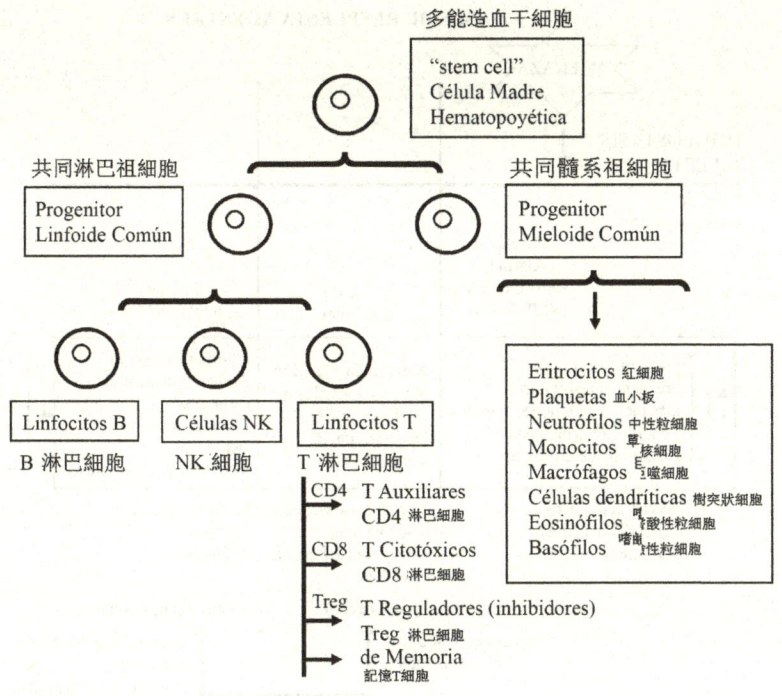

6

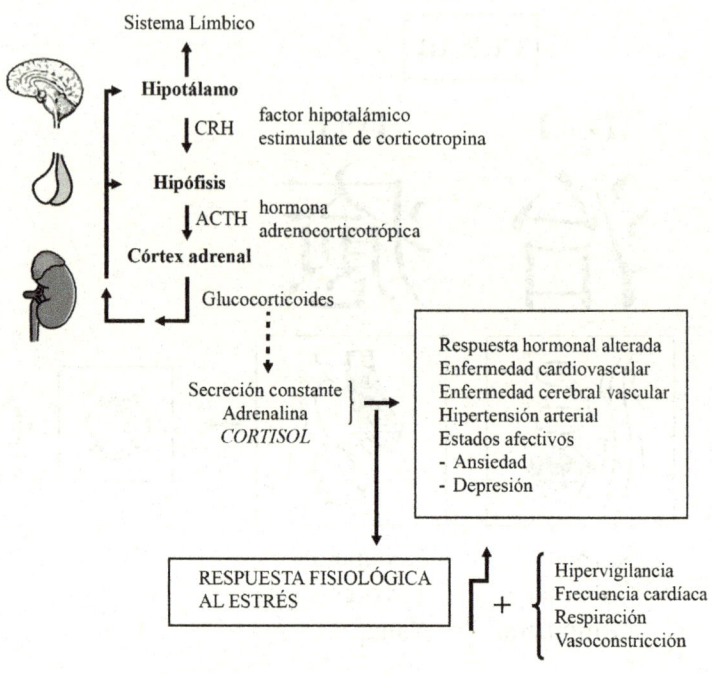

Sistema Límbico

Hipotálamo

CRH — factor hipotalámico estimulante de corticotropina

Hipófisis

ACTH — hormona adrenocorticotrópica

Córtex adrenal

Glucocorticoides

Secreción constante
Adrenalina
CORTISOL

Respuesta hormonal alterada
Enfermedad cardiovascular
Enfermedad cerebral vascular
Hipertensión arterial
Estados afectivos
- Ansiedad
- Depresión

RESPUESTA FISIOLÓGICA AL ESTRÉS

+ Hipervigilancia
Frecuencia cardíaca
Respiración
Vasoconstricción

7

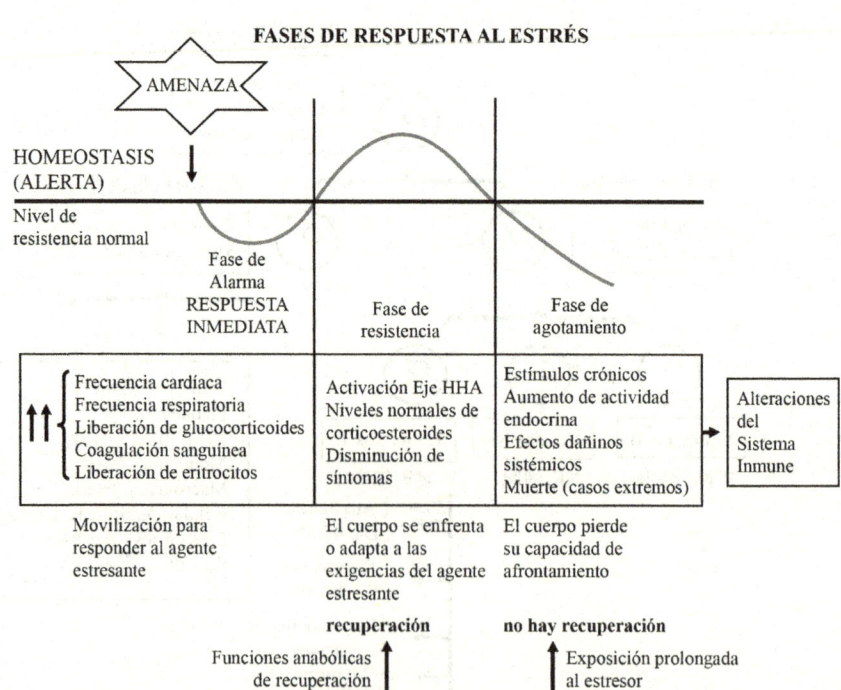

FASES DE RESPUESTA AL ESTRÉS

AMENAZA

HOMEOSTASIS (ALERTA)

Nivel de resistencia normal

Fase de Alarma
RESPUESTA INMEDIATA

Fase de resistencia

Fase de agotamiento

Frecuencia cardíaca Frecuencia respiratoria Liberación de glucocorticoides Coagulación sanguínea Liberación de eritrocitos	Activación Eje HHA Niveles normales de corticoesteroides Disminución de síntomas	Estímulos crónicos Aumento de actividad endocrina Efectos dañinos sistémicos Muerte (casos extremos)	Alteraciones del Sistema Inmune

Movilización para responder al agente estresante

El cuerpo se enfrenta o adapta a las exigencias del agente estresante

El cuerpo pierde su capacidad de afrontamiento

recuperación

no hay recuperación

Funciones anabólicas de recuperación

Exposición prolongada al estresor
Pérdida de la adaptación

8

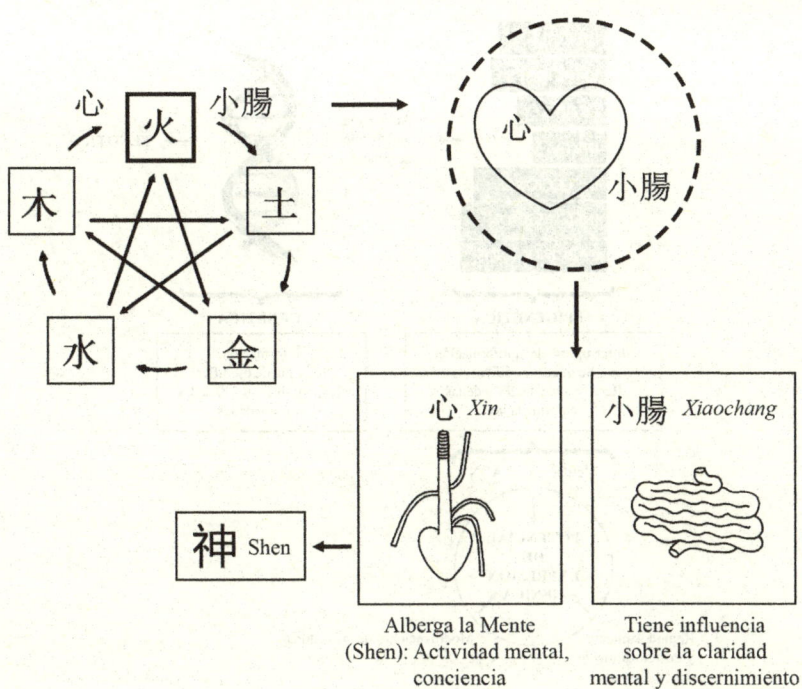

心 *Xin*

神 Shen

小腸 *Xiaochang*

Alberga la Mente
(Shen): Actividad mental,
conciencia

Tiene influencia
sobre la claridad
mental y discernimiento

9

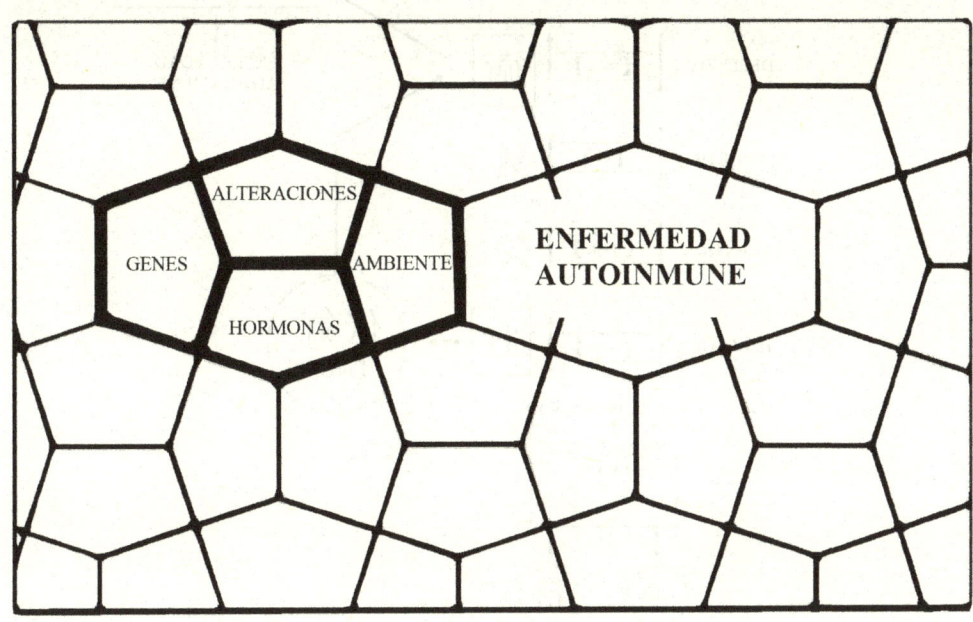

ALTERACIONES

GENES

AMBIENTE

HORMONAS

**ENFERMEDAD
AUTOINMUNE**

10

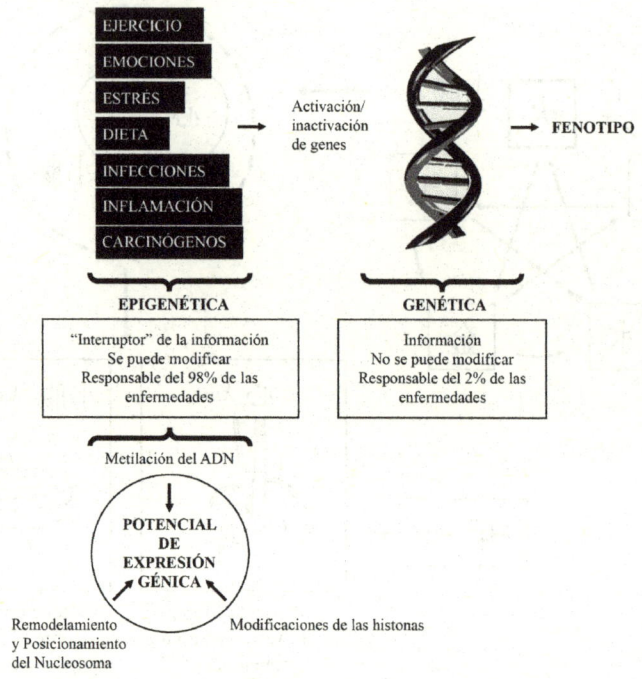

11

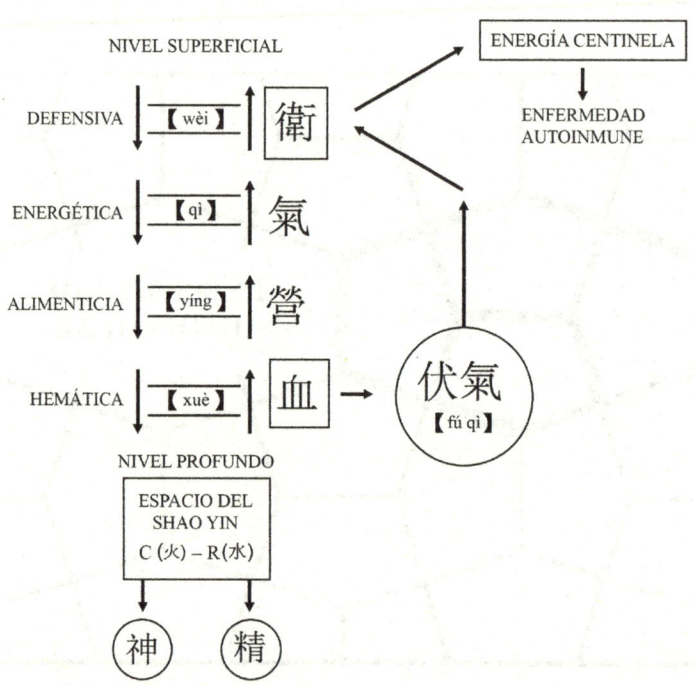

12

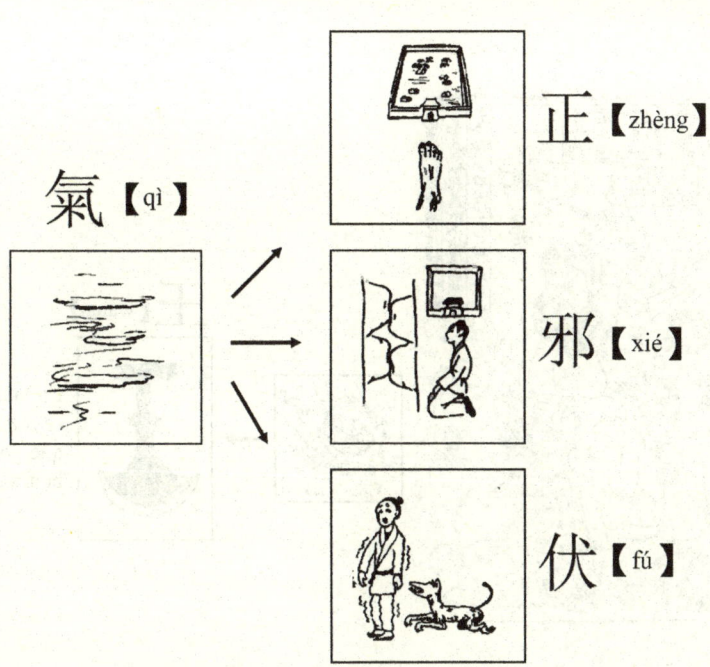

13

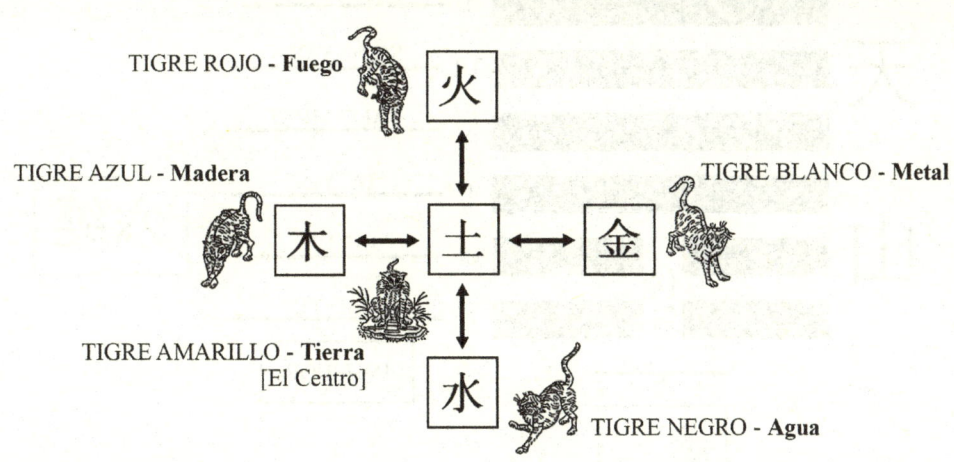

14

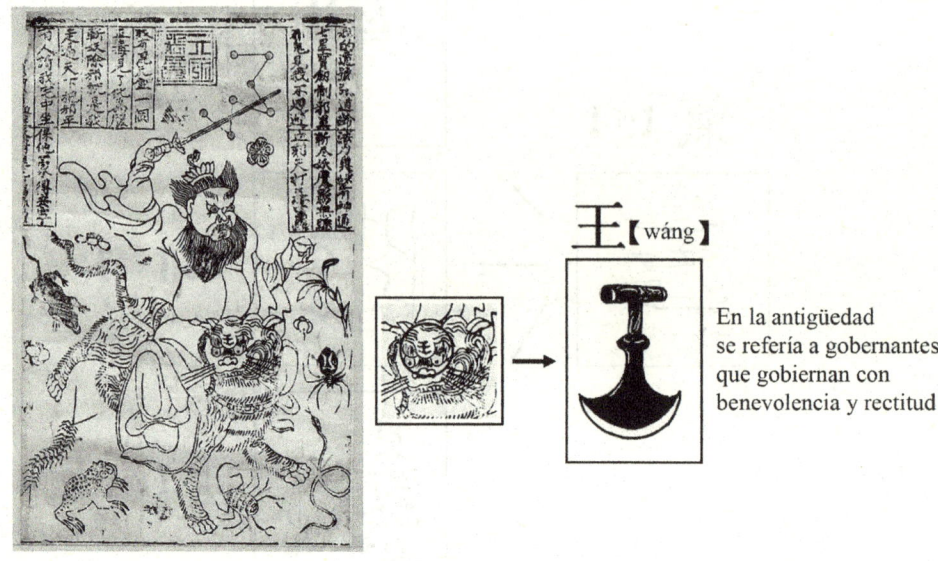

王【wáng】

En la antigüedad
se refería a gobernantes
que gobiernan con
benevolencia y rectitud

15

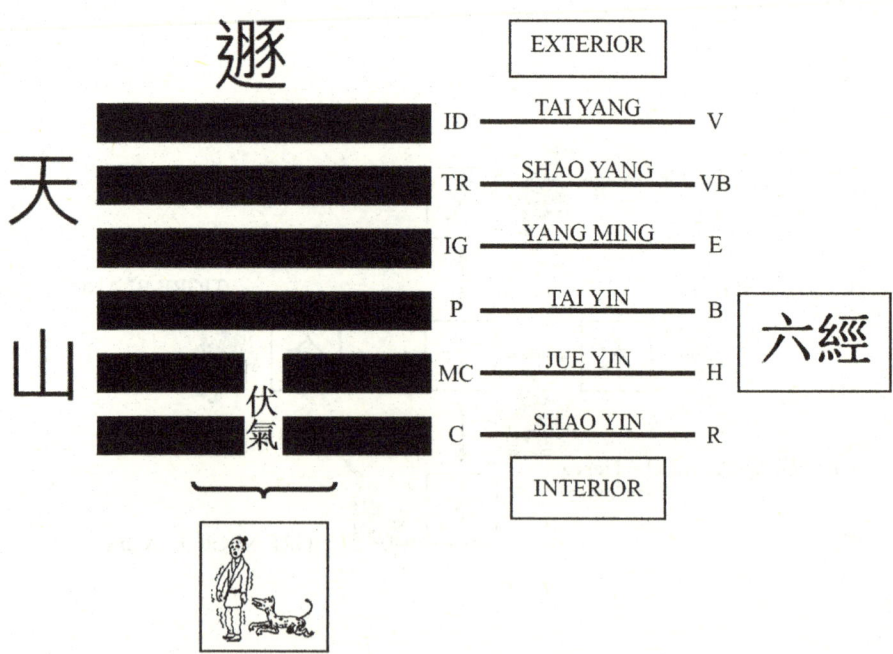

遯

天

山

伏氣

		EXTERIOR	
ID	TAI YANG	V
TR	SHAO YANG	VB
IG	YANG MING	E
P	TAI YIN	B
MC	JUE YIN	H
C	SHAO YIN	R
	INTERIOR	

六經

16

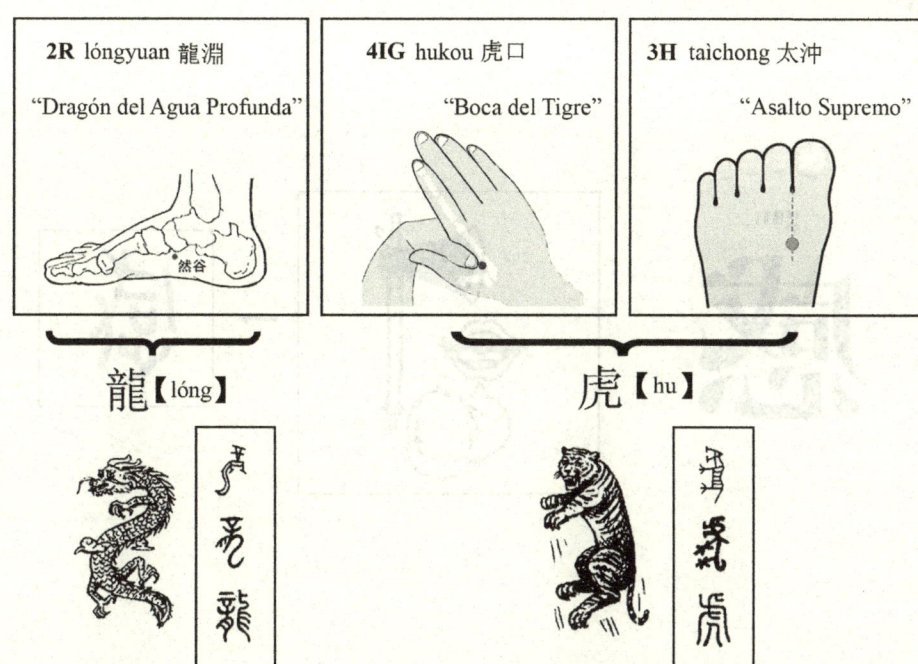

2R lóngyuan 龍淵	4IG hukou 虎口	3H taichong 太沖
"Dragón del Agua Profunda"	"Boca del Tigre"	"Asalto Supremo"

龍【lóng】   虎【hu】

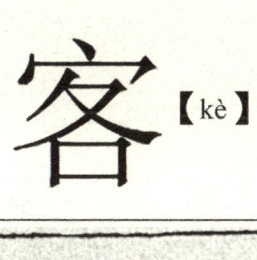

17

客【kè】

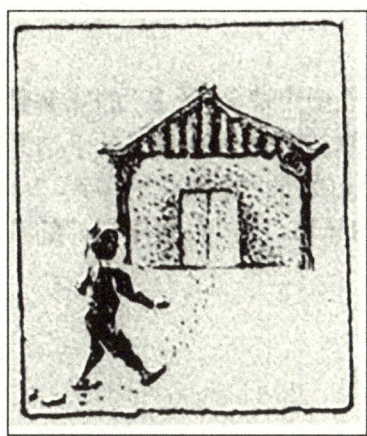

18

gan

感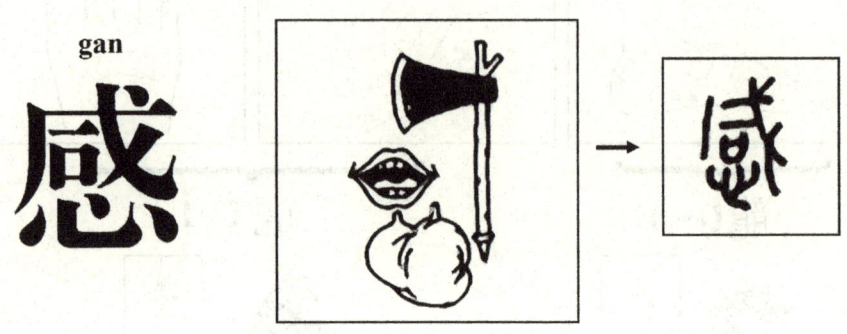

19

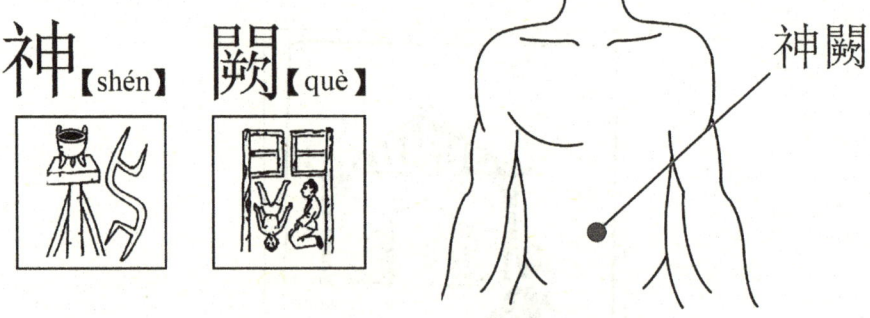

20

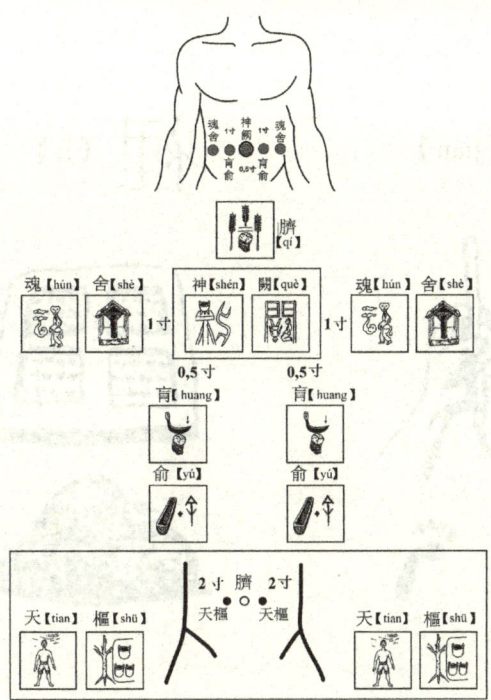

21

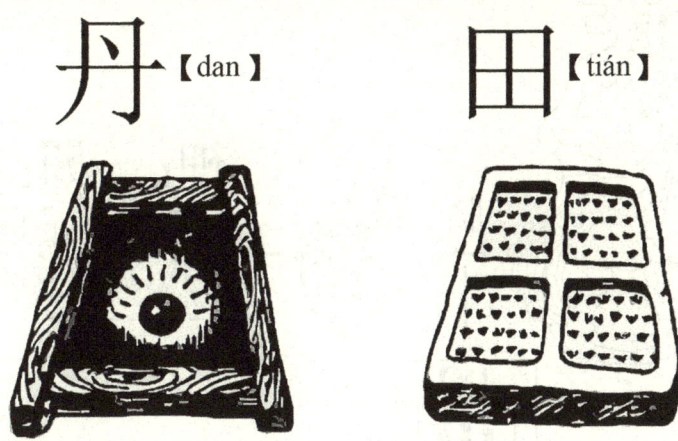

丹【dan】　　　　田【tián】

22

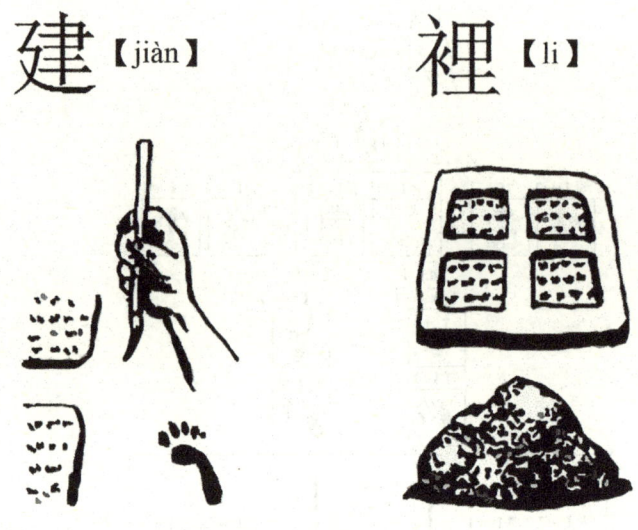

建【jiàn】 裡【li】

23

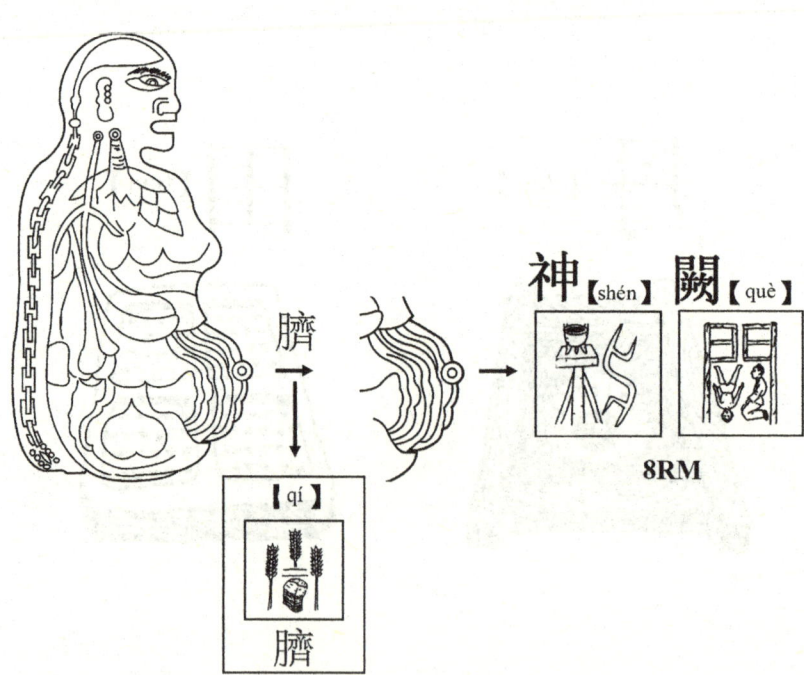

臍【qí】

神【shén】 闕【què】

8RM

24

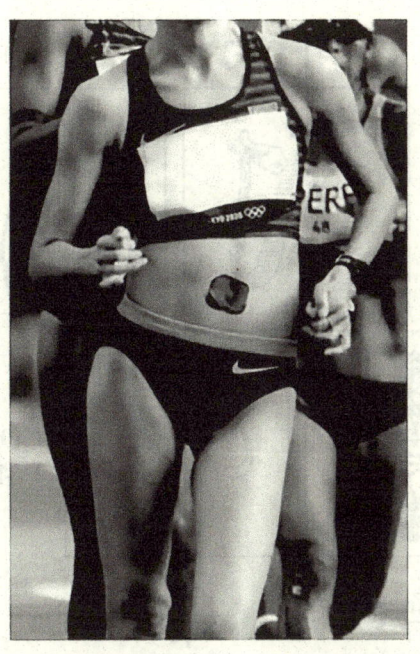

25

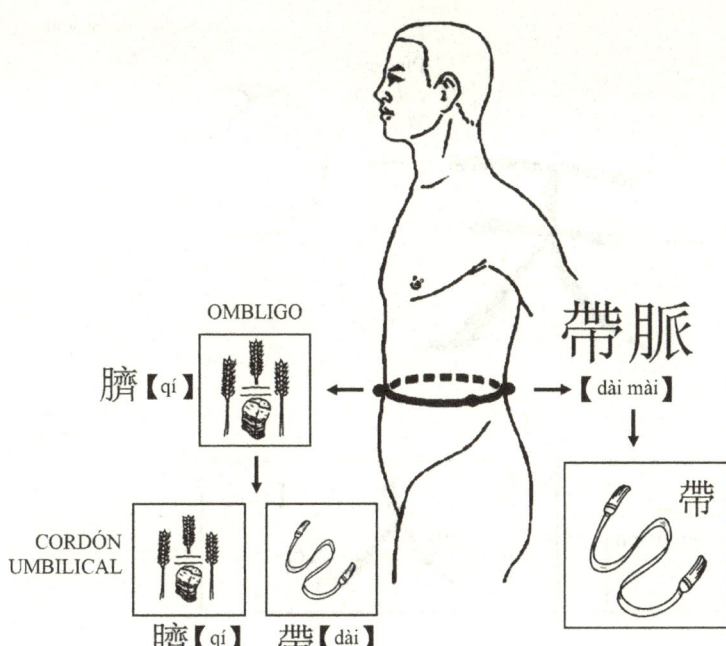

26

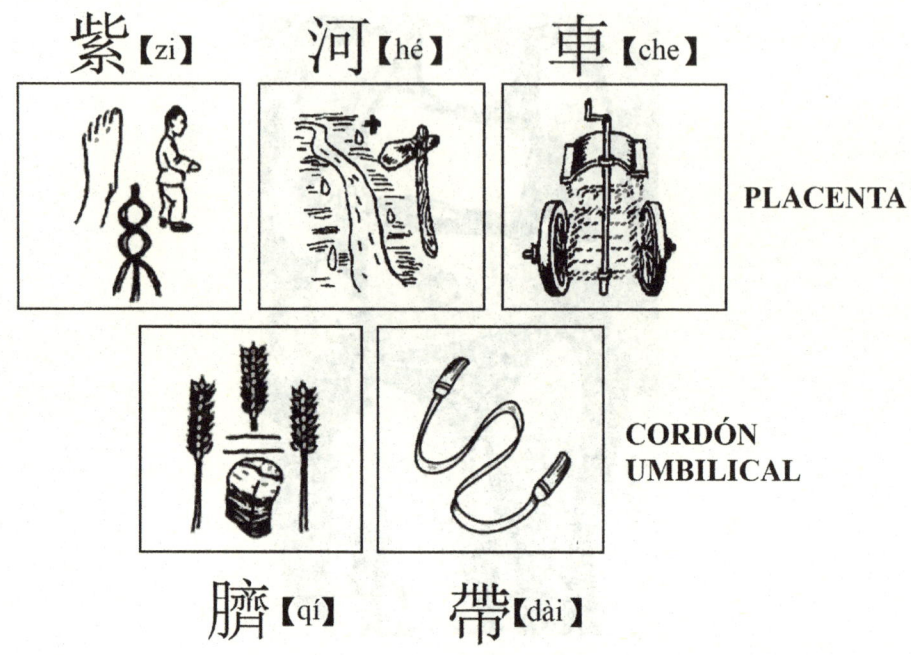

紫【zi】　河【hé】　車【che】

PLACENTA

CORDÓN UMBILICAL

臍【qí】　帶【dài】

27

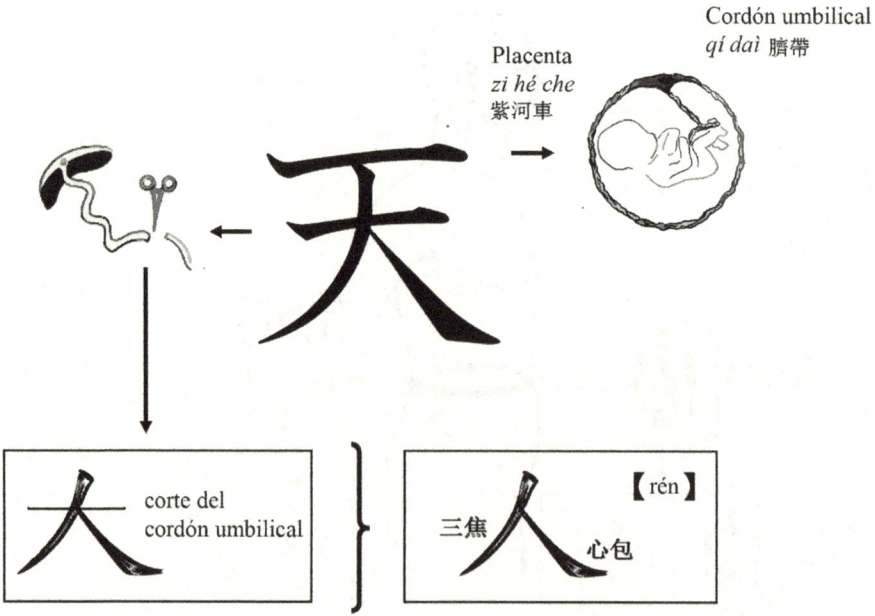

Placenta
zi hé che
紫河車

Cordón umbilical
qí dai 臍帶

corte del
cordón umbilical

三焦　心包

【rén】

28

情【qíng】

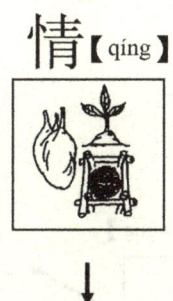

↓

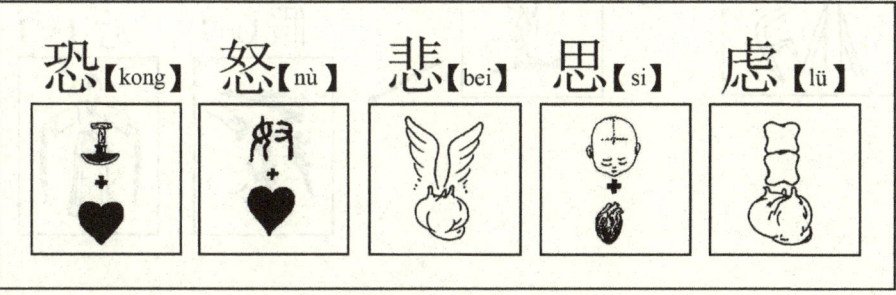

恐【kong】 怒【nù】 悲【bei】 思【si】 虑【lü】

29

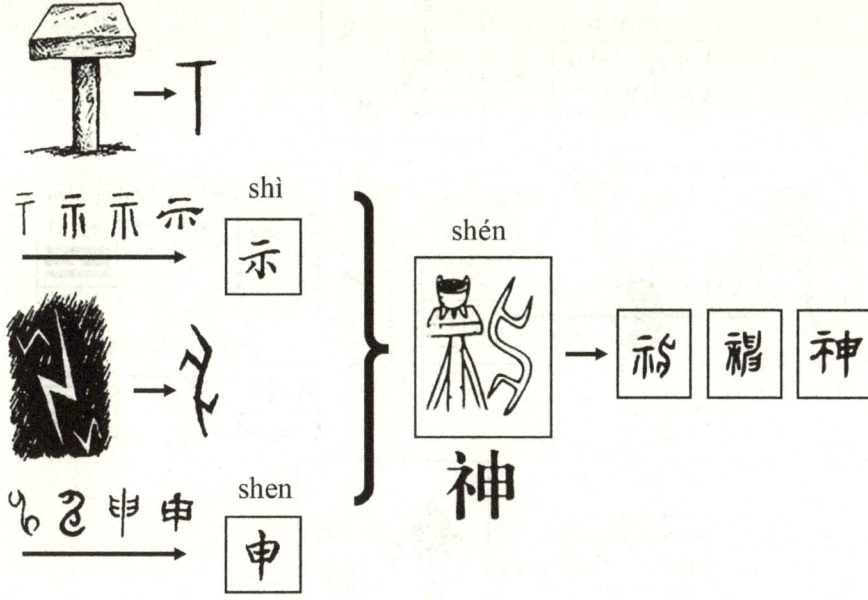

30

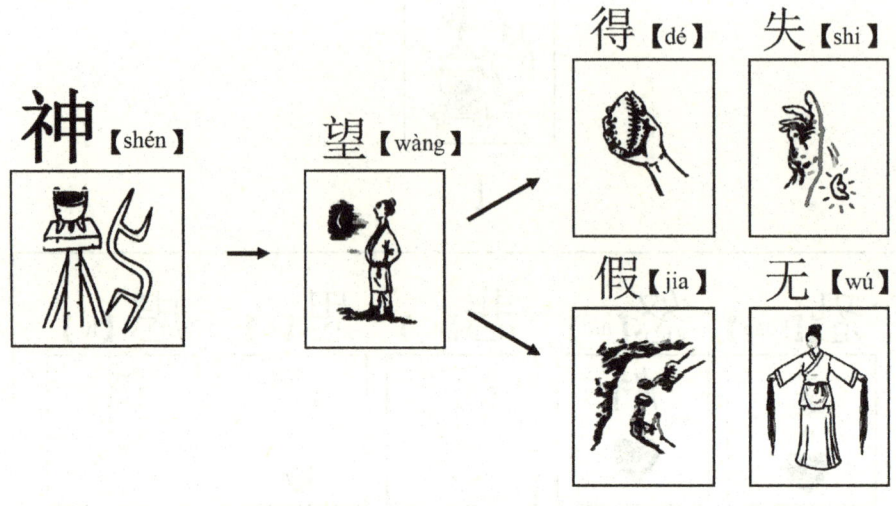

31

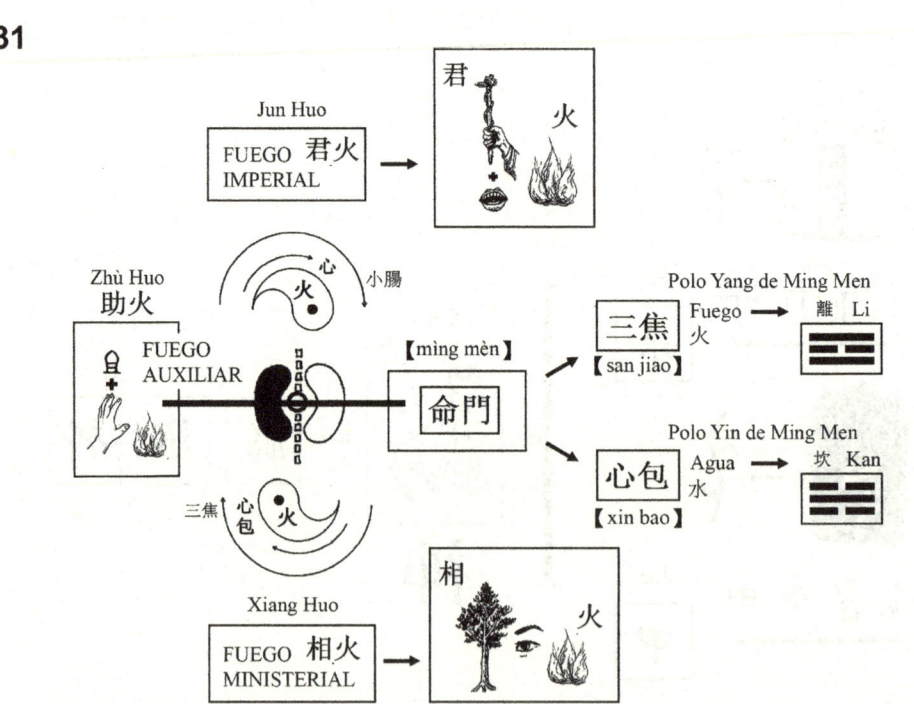

32

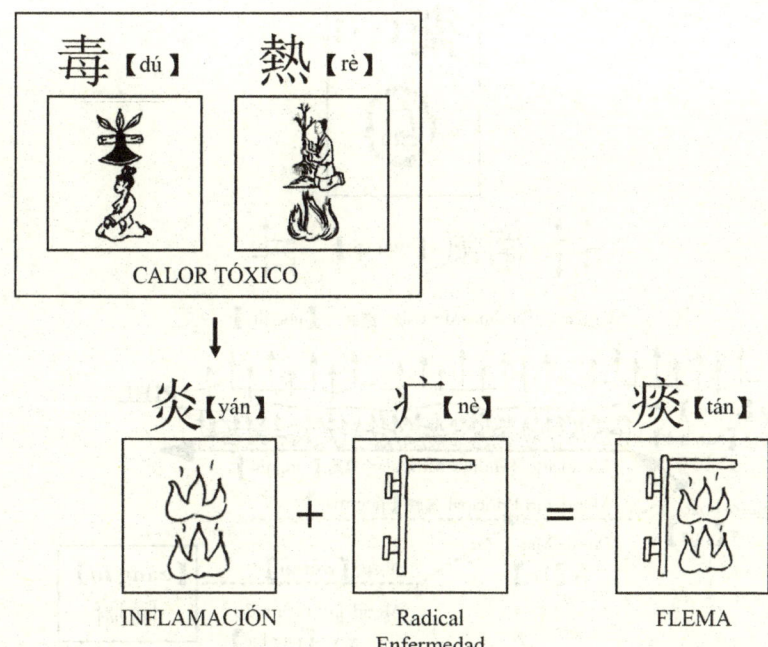

33

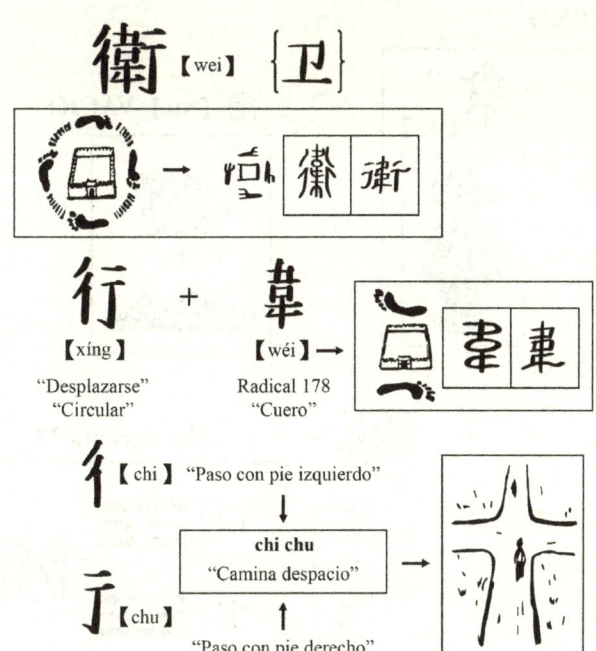

34

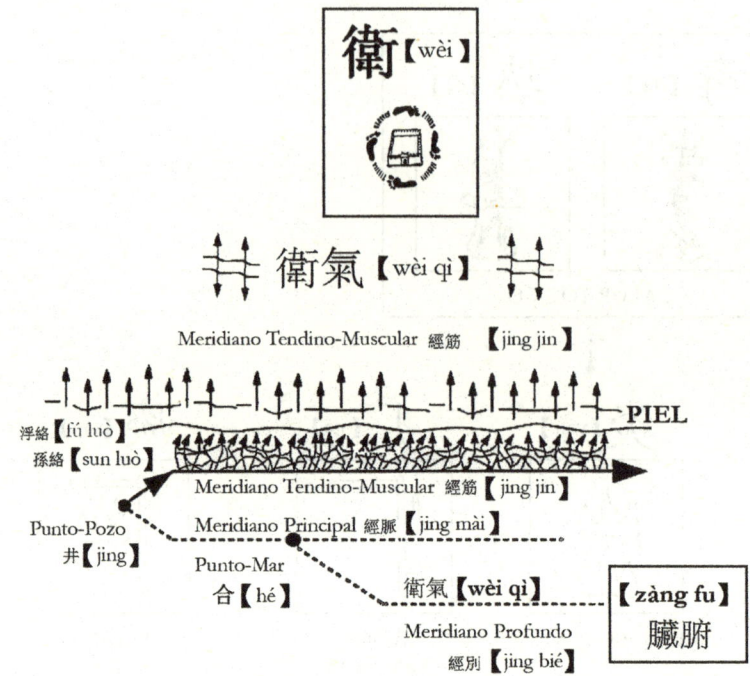

衛【wèi】

衛氣【wèi qì】

Meridiano Tendino-Muscular 經筋 【jing jin】

PIEL

浮絡【fú luò】
孫絡【sun luò】

Meridiano Tendino-Muscular 經筋 【jing jin】

Punto-Pozo
井【jing】

Meridiano Principal 經脈 【jing mài】

Punto-Mar
合【hé】

衛氣【wèi qì】

【zàng fu】
臟腑

Meridiano Profundo
經別 【jing bié】

35

AYUNO

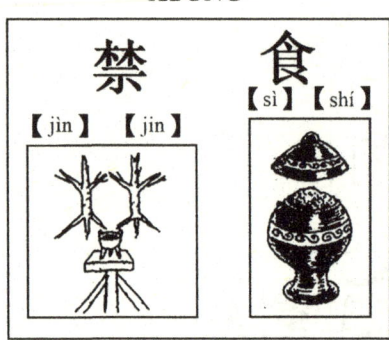

禁 食
【jin】 【jin】 【sì】【shí】

虚【xu】 VACÍO

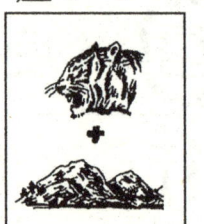

颐
yí

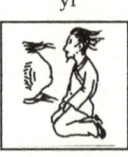

Hexagrama 27

山
雷

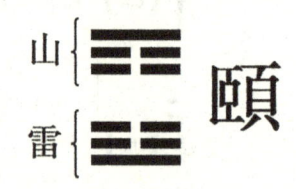

颐

36

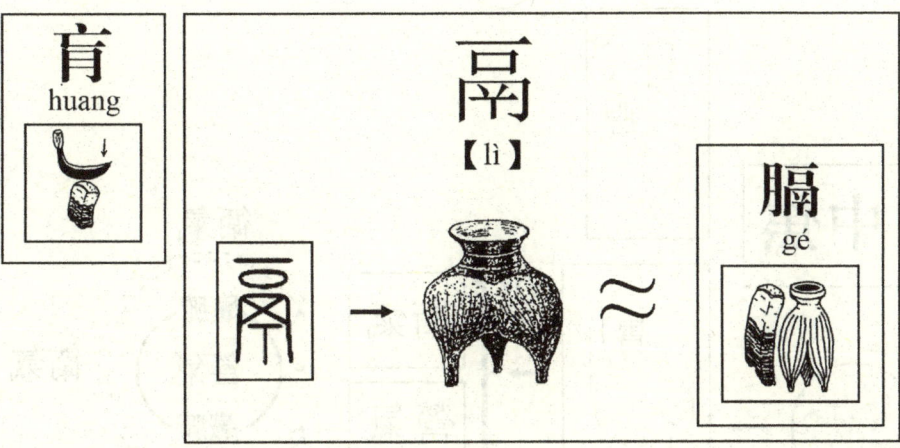

37

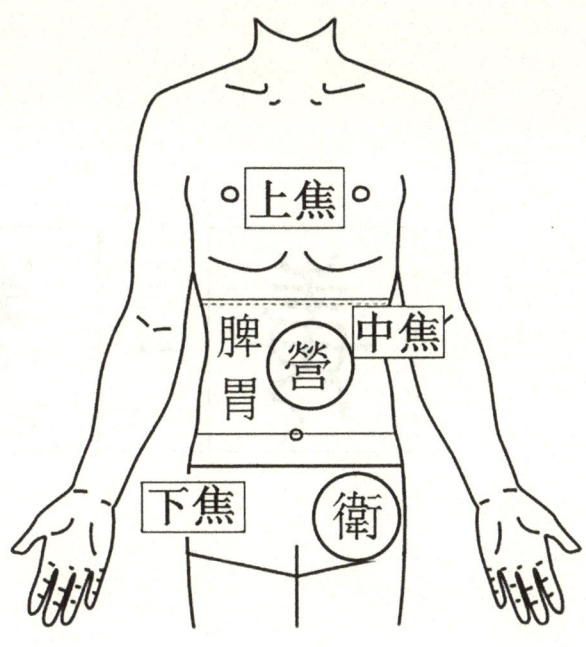

38

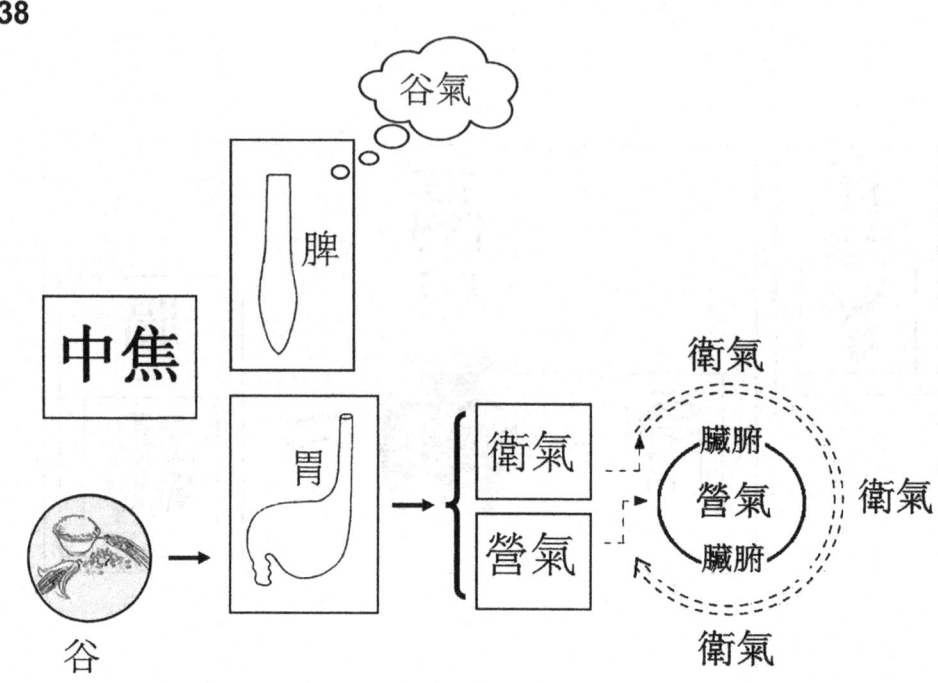

39

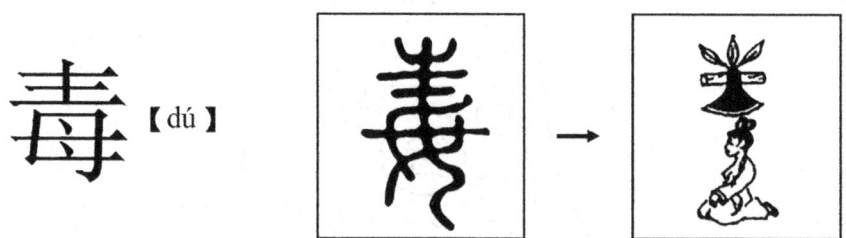

40

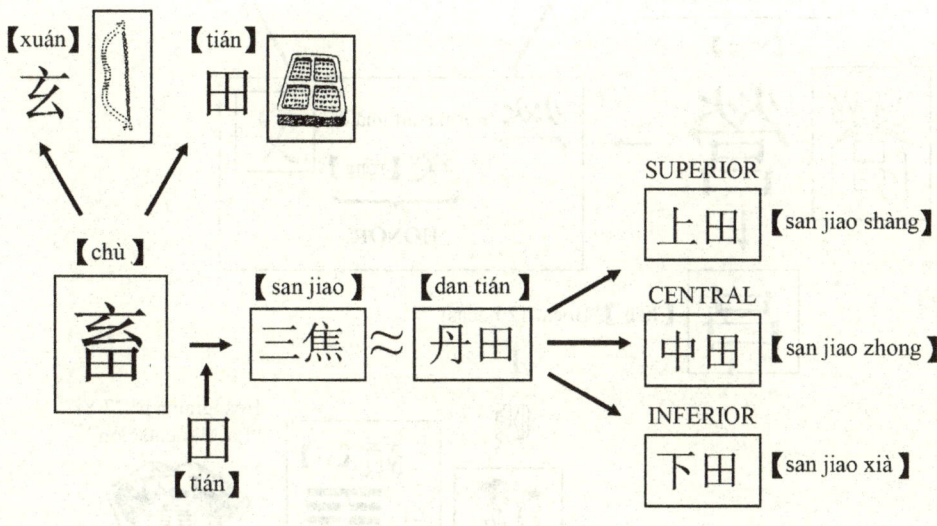

41

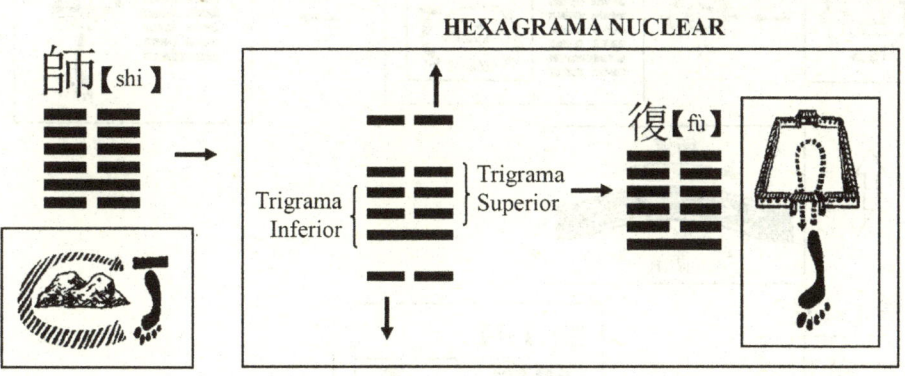

42

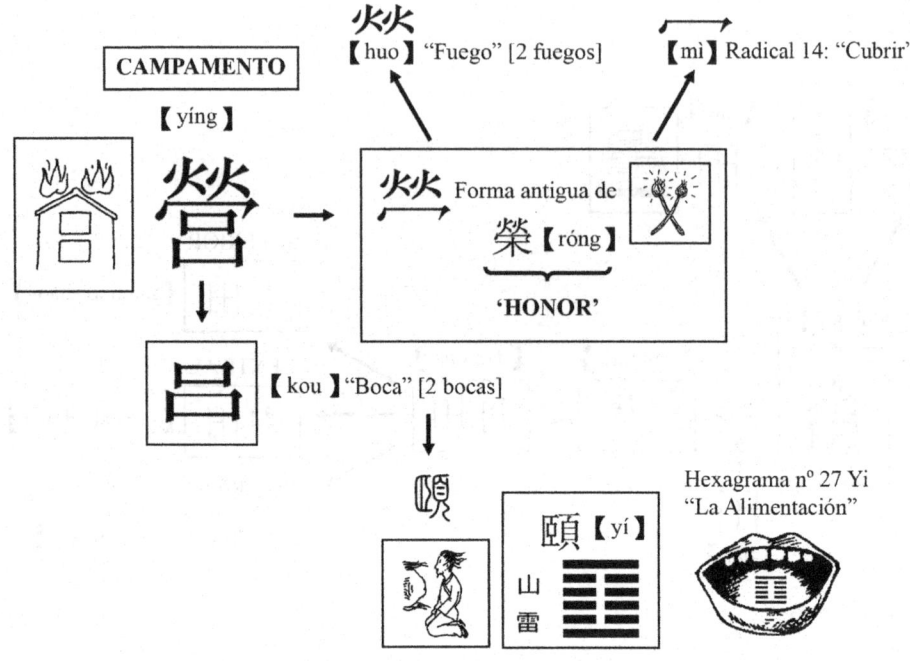

43

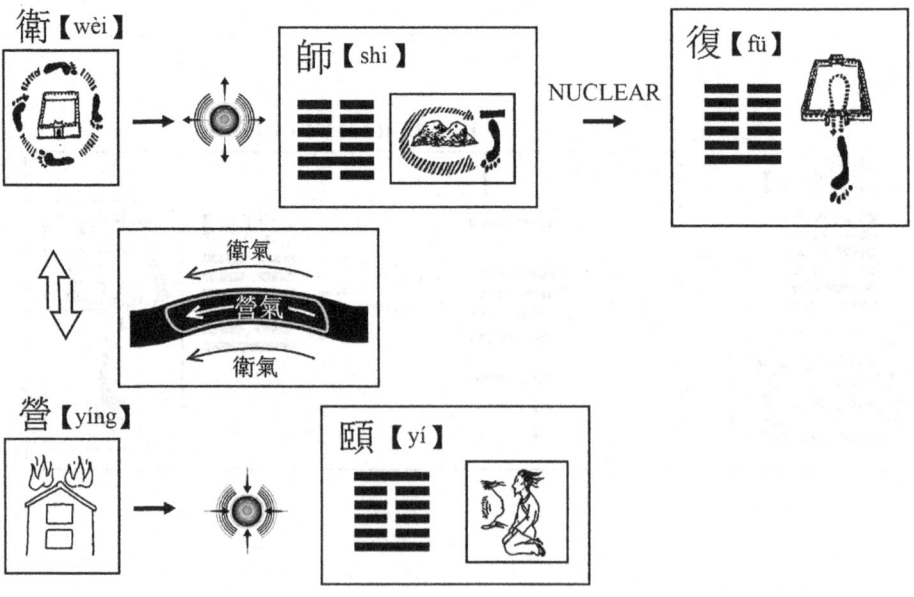

44

筋

jin

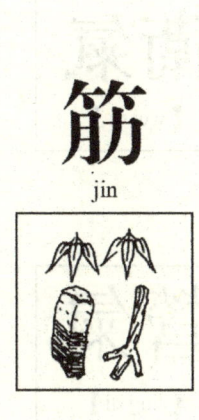

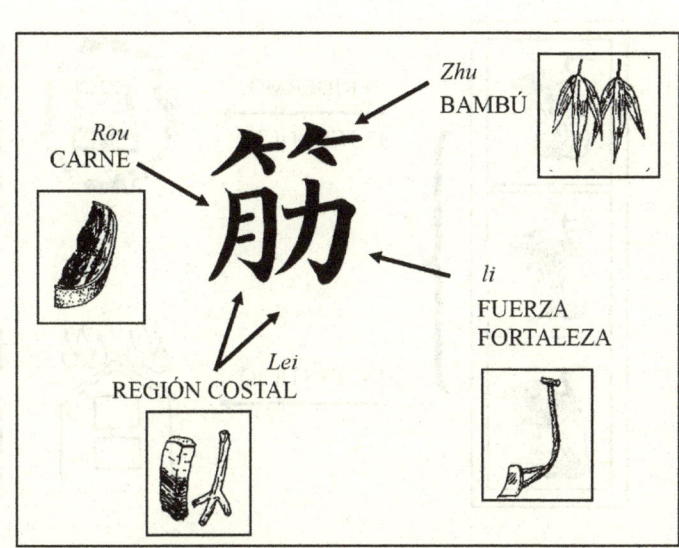

Rou
CARNE

Zhu
BAMBÚ

li
FUERZA
FORTALEZA

Lei
REGIÓN COSTAL

45

【kòng】
空

【xi】
隙

【còu】
腠

【li】
理

三焦

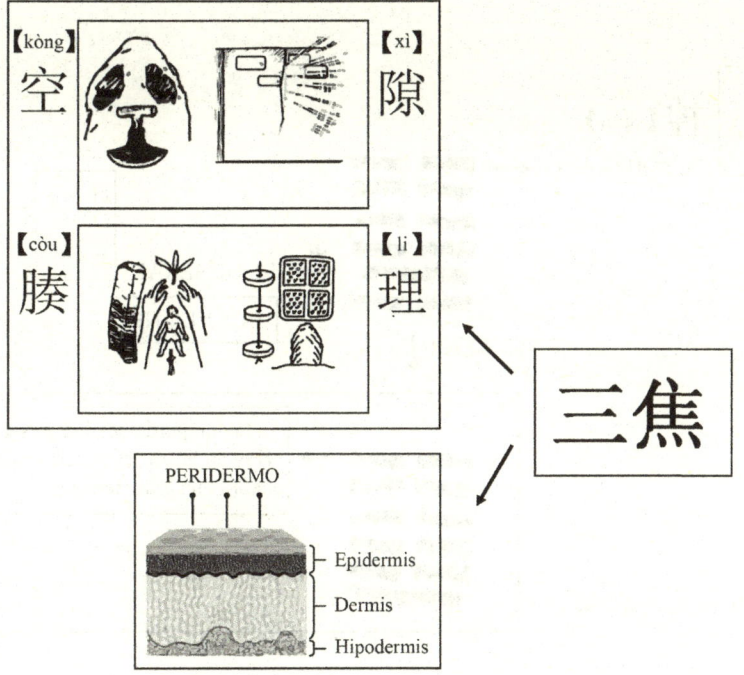

PERIDERMO

Epidermis

Dermis

Hipodermis

46

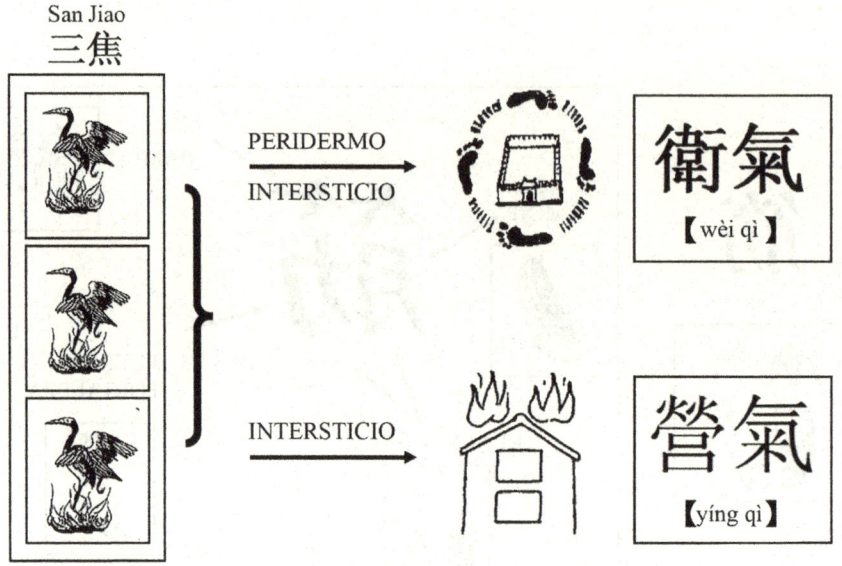

47

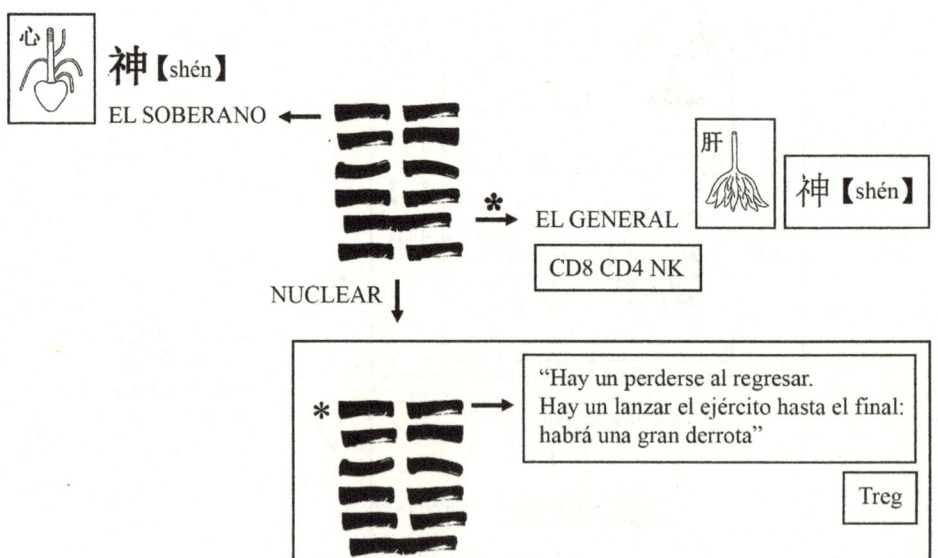

48

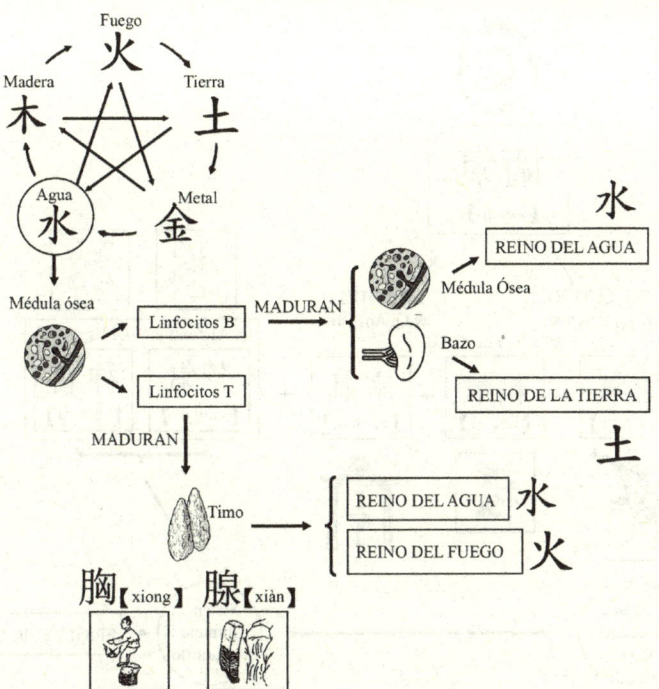

49

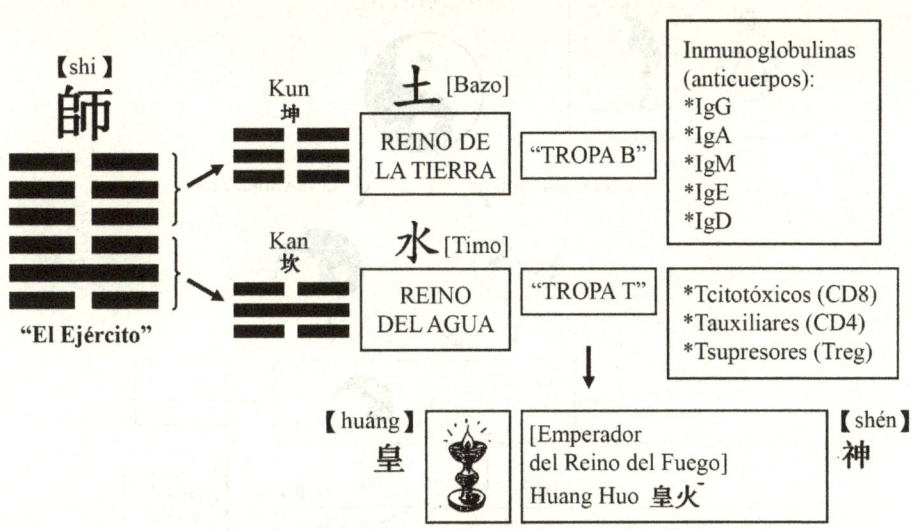

50

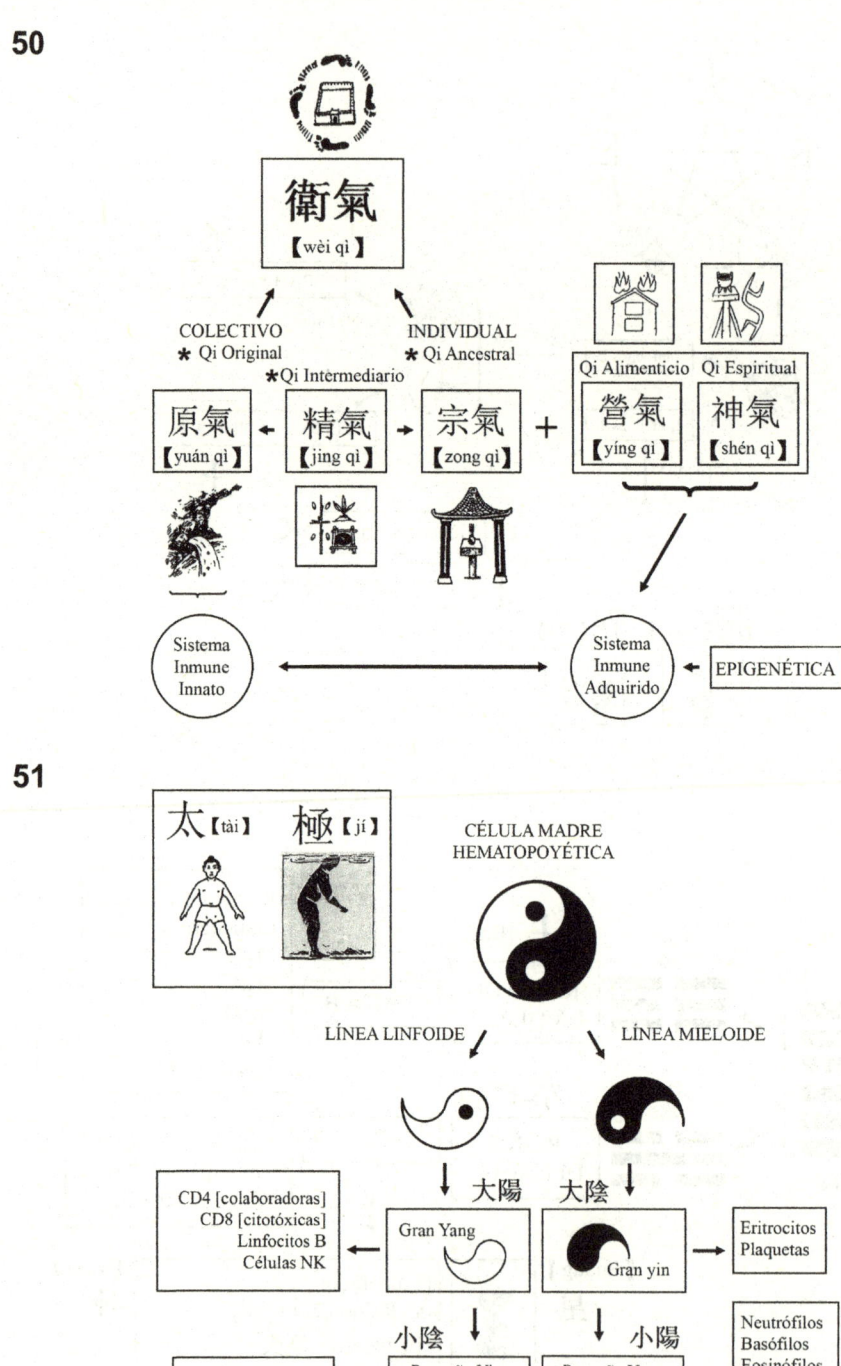

51

52

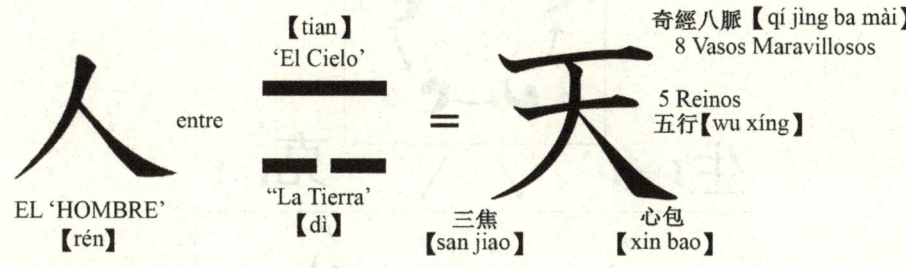

人 entre 二 = 天

EL 'HOMBRE'
【rén】

【tian】
'El Cielo'

"La Tierra'
【dì】

三焦
【san jiao】

奇經八脈【qí jìng ba mài】
8 Vasos Maravillosos

5 Reinos
五行【wu xíng】

心包
【xin bao】

53

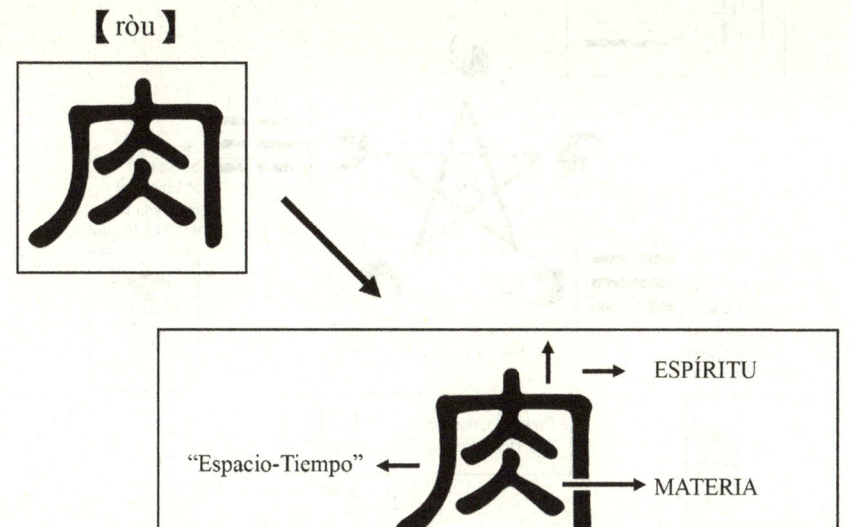

【ròu】

肉

ESPÍRITU

"Espacio-Tiempo"

MATERIA

54

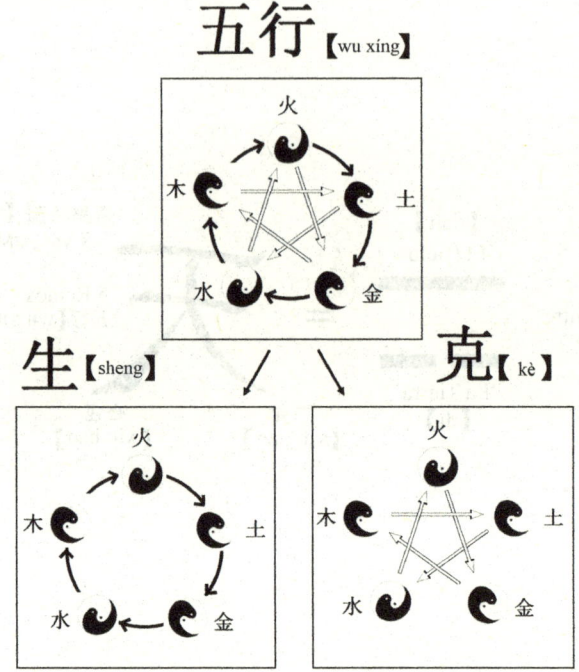

五行【wu xíng】

生【sheng】   克【kè】

55

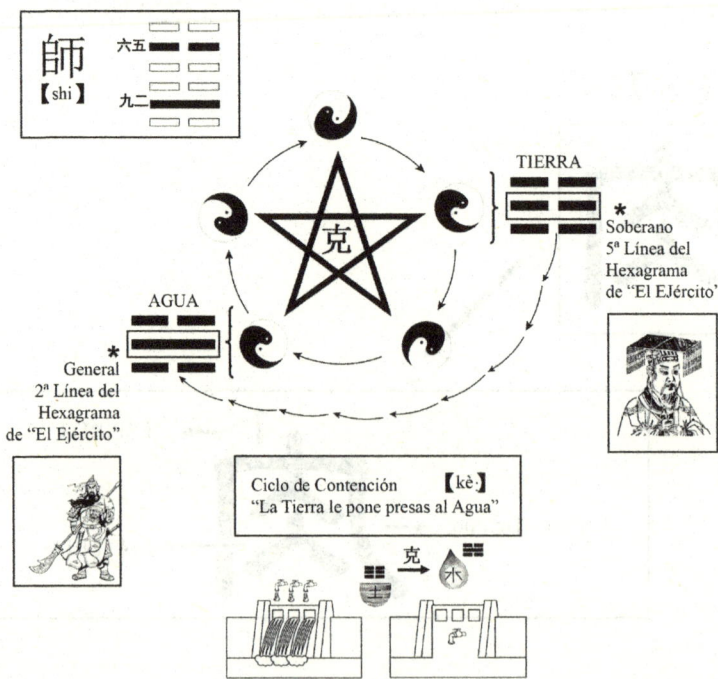

師【shi】

TIERRA

*
Soberano
5ª Línea del
Hexagrama
de "El EJército"

AGUA

*
General
2ª Línea del
Hexagrama
de "El Ejército"

Ciclo de Contención   【kè】
"La Tierra le pone presas al Agua"

56

權【quán】

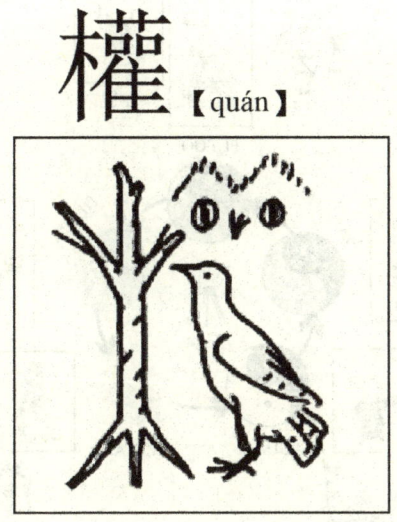

57

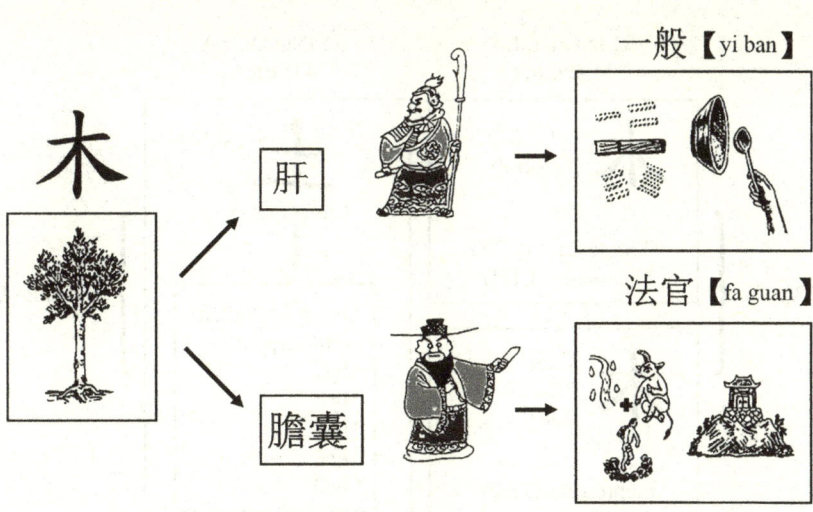

58

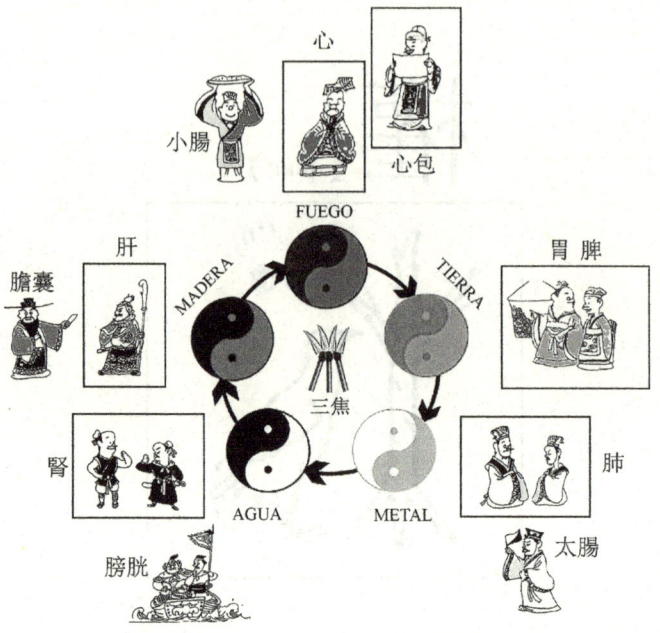

59

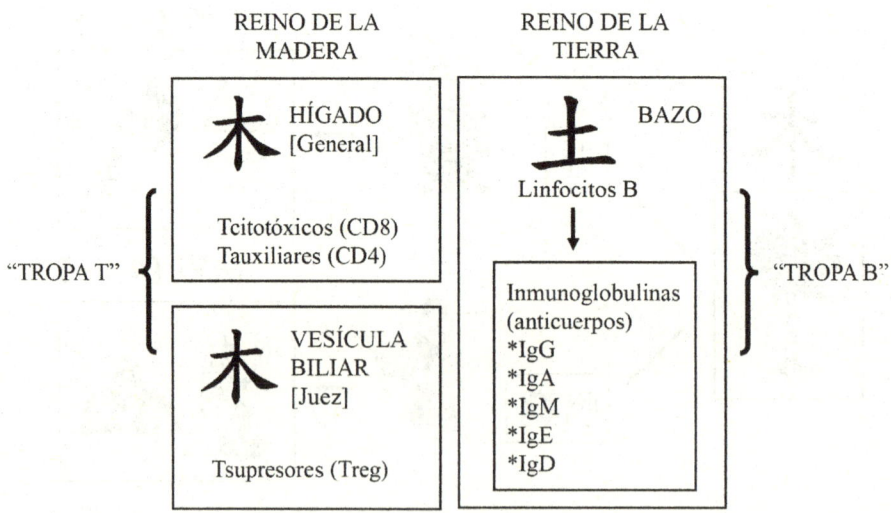

60

HUMILLACIÓN   AGRESIÓN

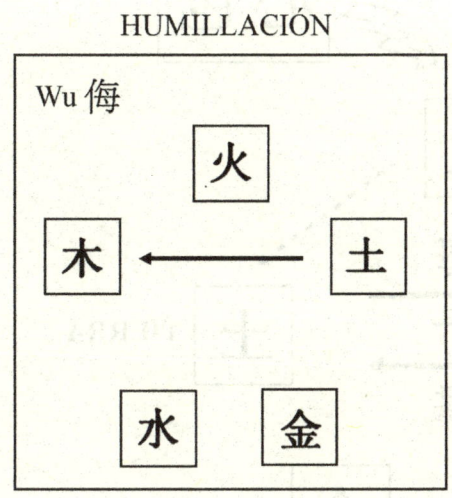 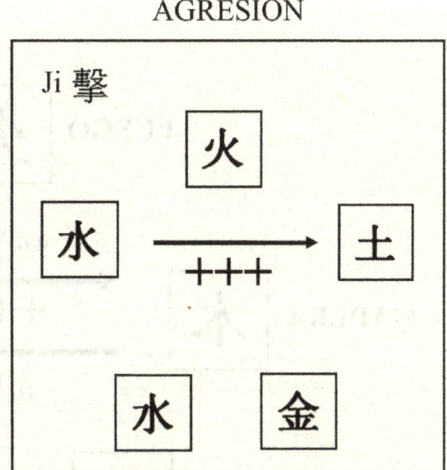

61

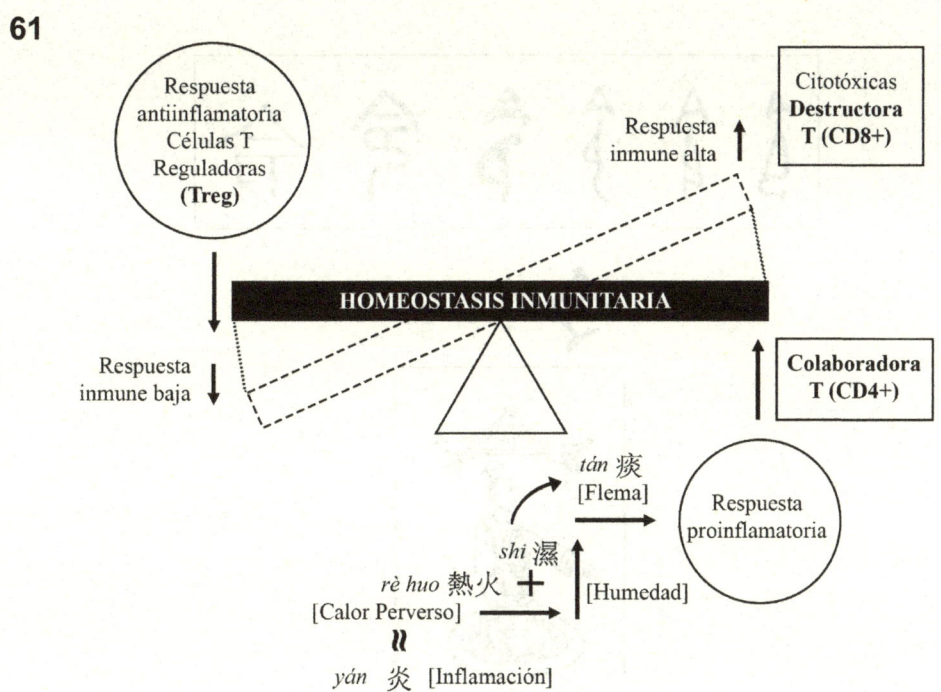

62

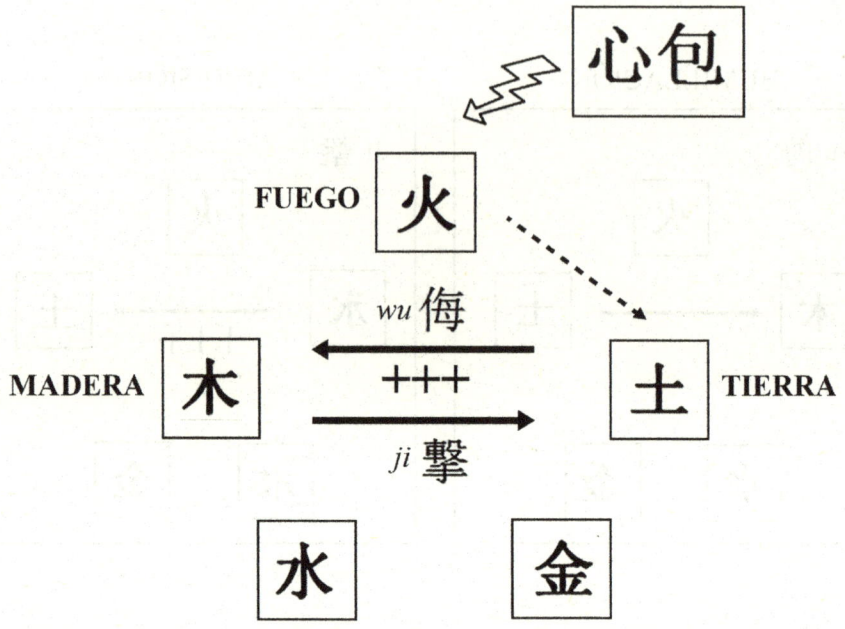

心包

FUEGO 火

MADERA 木 *wu* 侮
+++
ji 擊
土 TIERRA

水   金

63

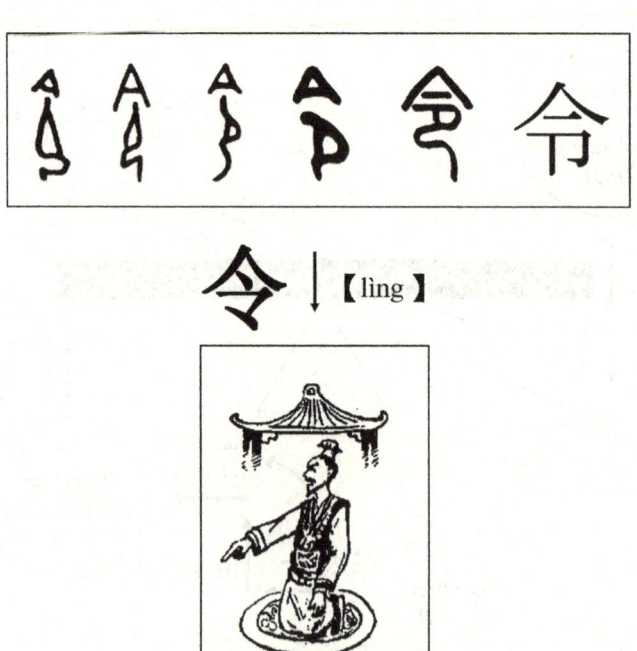

令 ↓【ling】

64

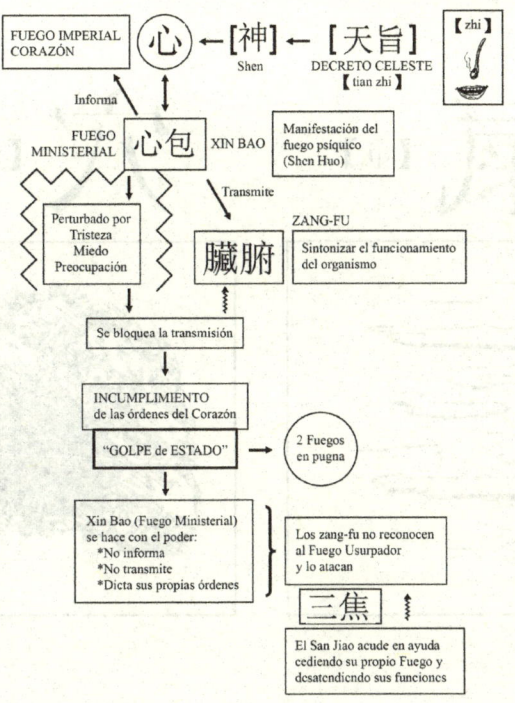

FUEGO IMPERIAL
CORAZÓN 心 ←[神]← [天旨] DECRETO CELESTE
                Shen   【tian zhi】

【zhi】

Informa

FUEGO
MINISTERIAL 心包 XIN BAO Manifestación del fuego psíquico (Shen Huo)

Transmite

Perturbado por
Tristeza
Miedo
Preocupación

臟腑 ZANG-FU
Sintonizar el funcionamiento del organismo

Se bloquea la transmisión

INCUMPLIMIENTO
de las órdenes del Corazón

"GOLPE de ESTADO" → 2 Fuegos en pugna

Xin Bao (Fuego Ministerial)
se hace con el poder:
*No informa
*No transmite
*Dicta sus propias órdenes

Los zang-fu no reconocen al Fuego Usurpador y lo atacan

三焦

El San Jiao acude en ayuda cediendo su propio Fuego y desatendiendo sus funciones

65

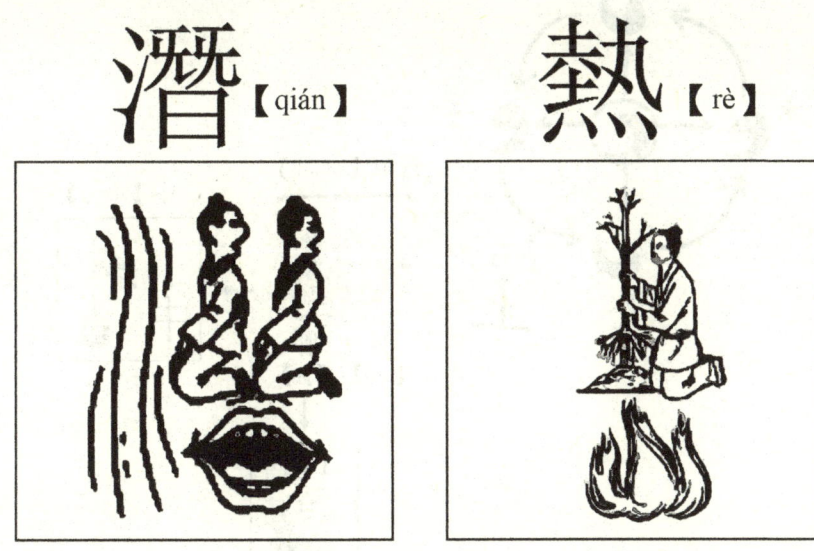

潛 【qián】   熱 【rè】

66

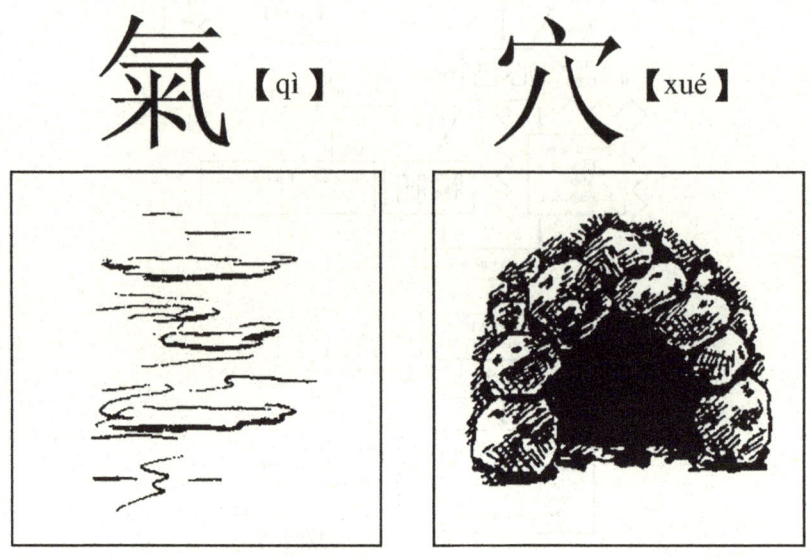

氣【qì】   穴【xué】

67

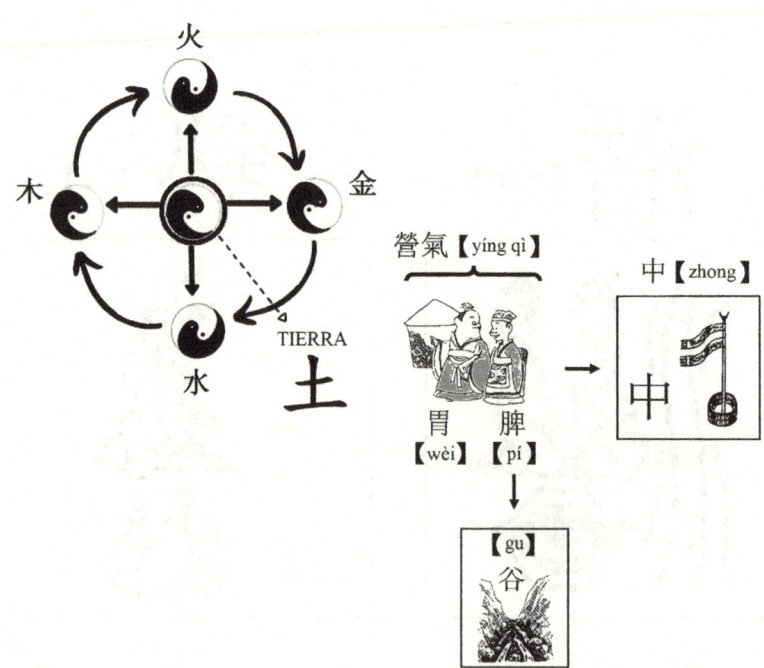

68

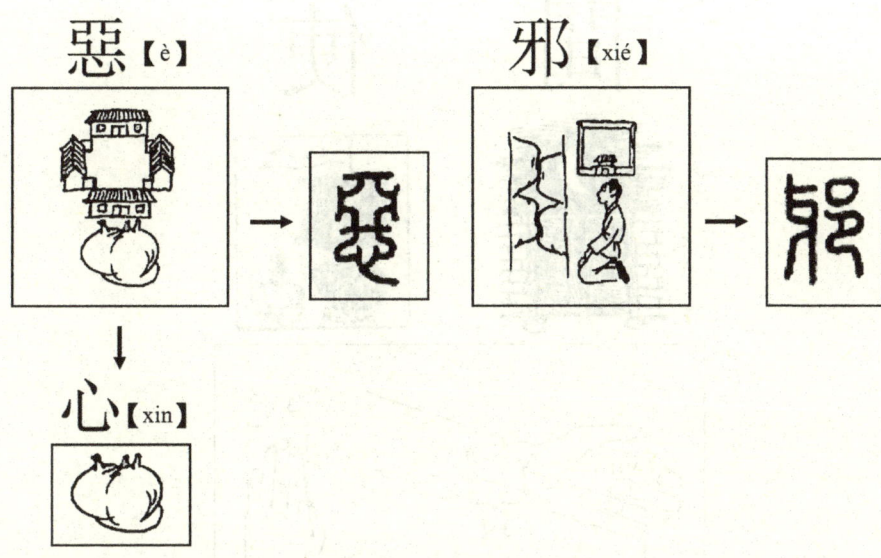

69

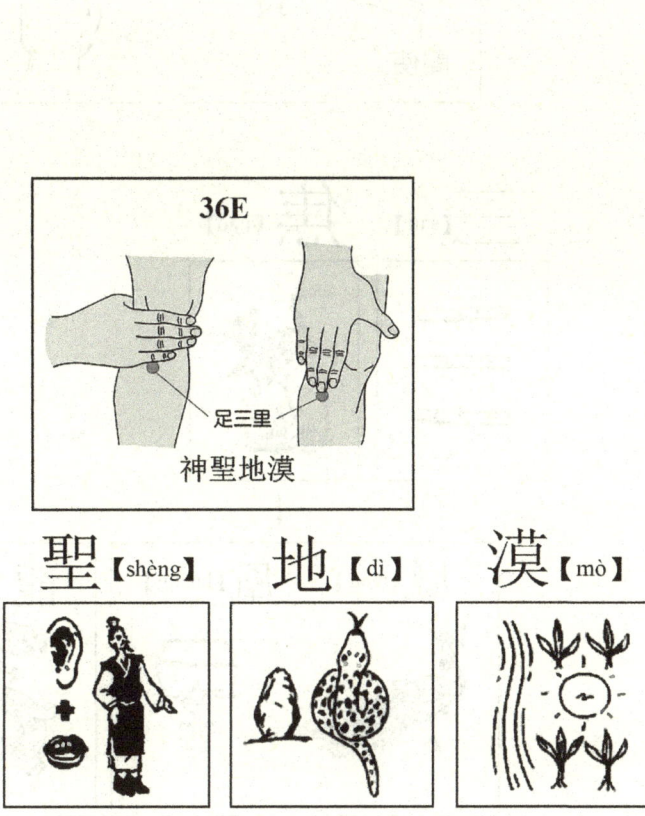

70

【jiàn-jian】　　　　【shi】

間　　　使

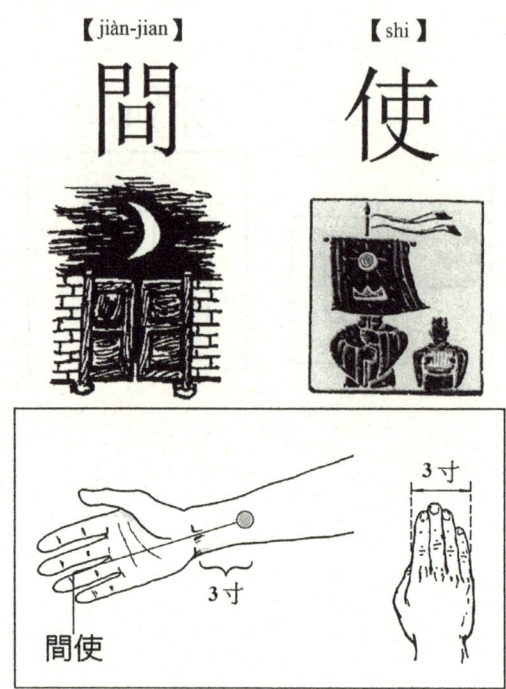

間使

71

三【san】 焦【jiao】

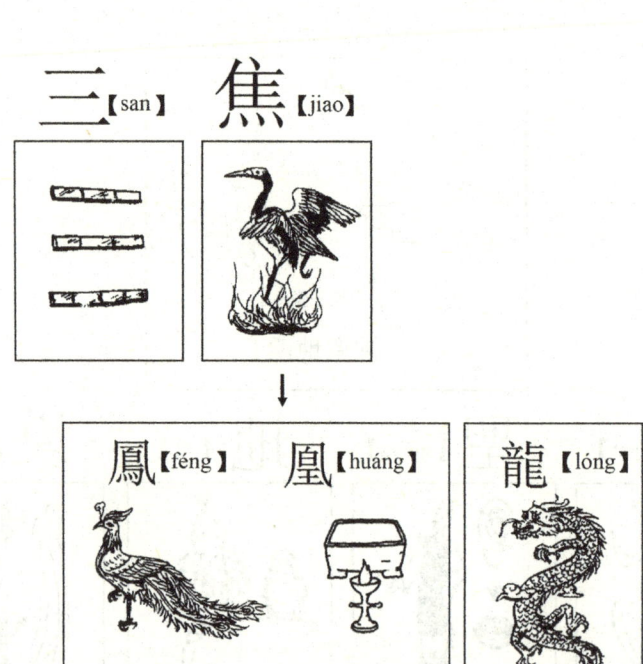

鳳【féng】 凰【huáng】　　龍【lóng】

72

本身五行

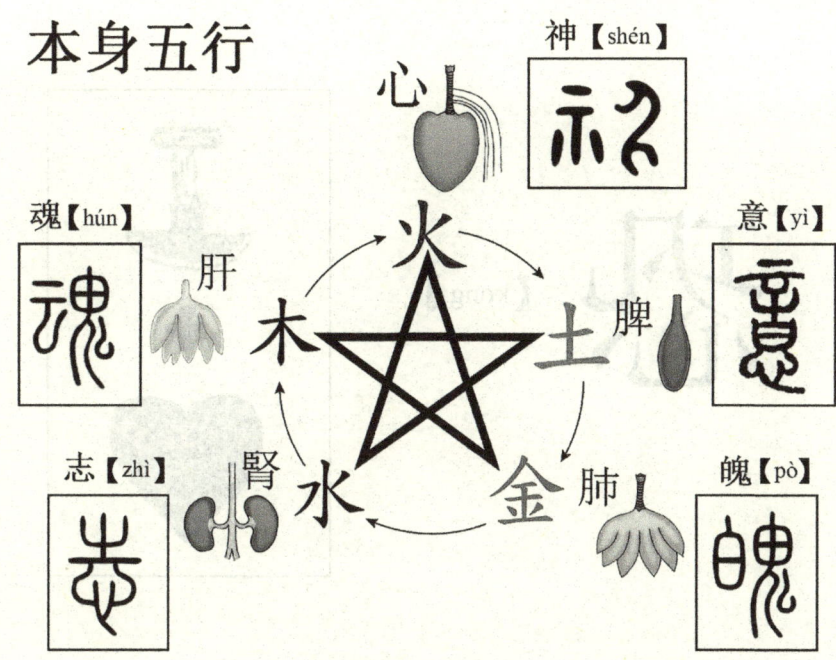

73

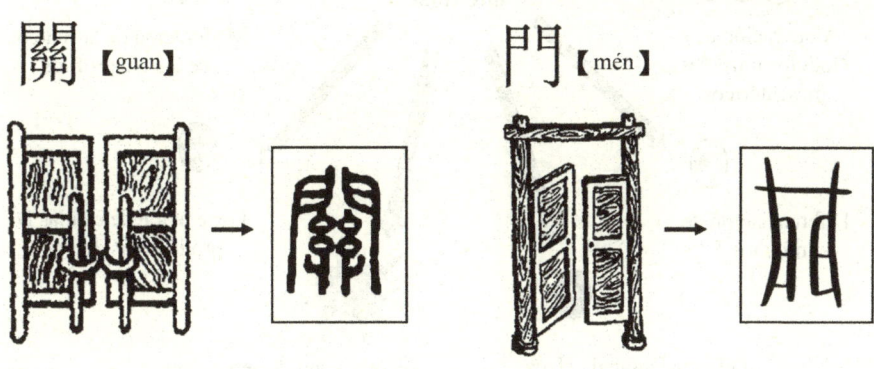

74

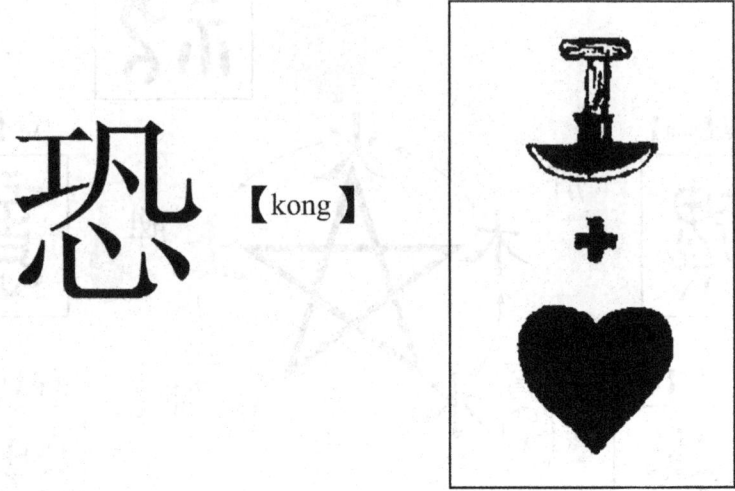

75

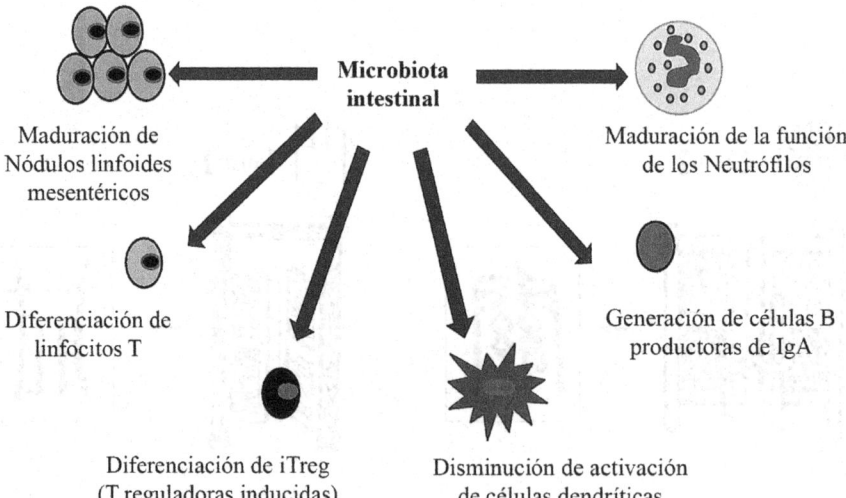

Maduración de
Nódulos linfoides
mesentéricos

Maduración de la función
de los Neutrófilos

Diferenciación de
linfocitos T

Generación de células B
productoras de IgA

Diferenciación de iTreg
(T reguladoras inducidas)

Disminución de activación
de células dendríticas

76

長【zhang】　釘【ding】

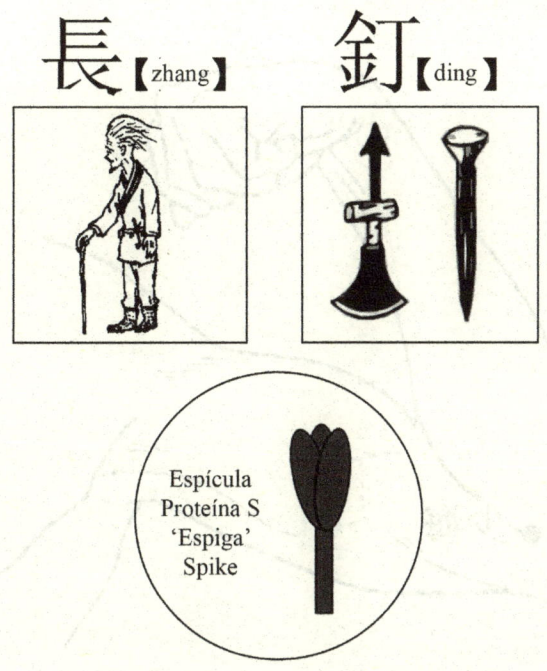

Espícula
Proteína S
'Espiga'
Spike

77

"VALLE DE LA ARMONÍA"

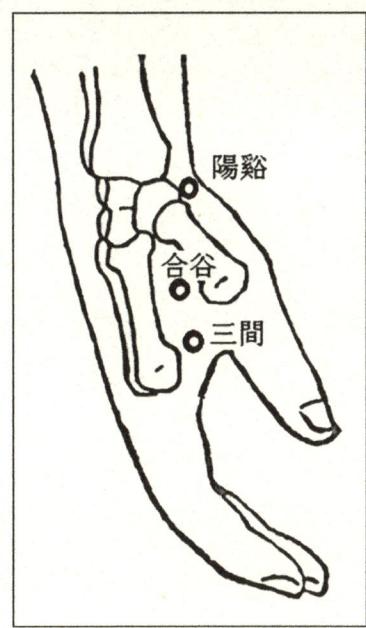

78

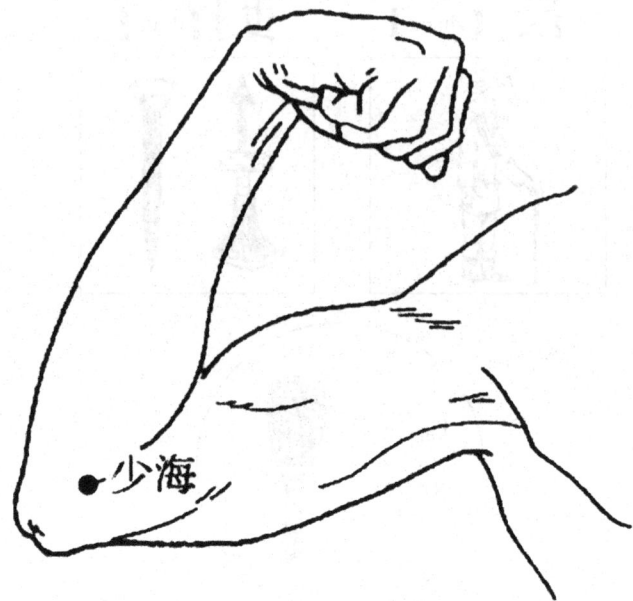

●少海

ÍNDICE